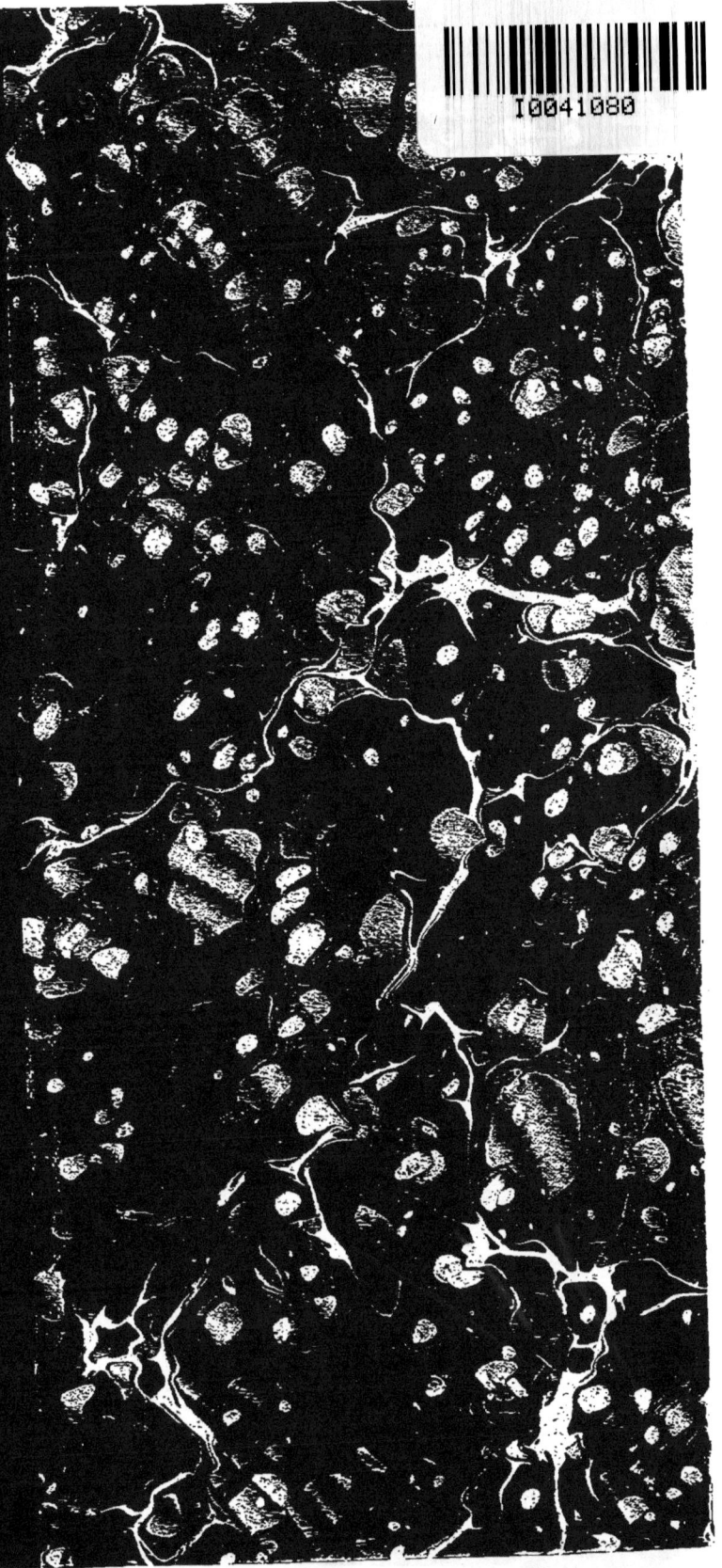

I0041080

ROBERT 1988

TOPOGRAPHIE
MEDICALE
DE LA VILLE DE CHAMBERY
ET DE SES ENVIRONS,

A laquelle la SOCIÉTÉ Royale de MÉ-
DECINE de PARIS a décerné un Prix
d'un Jeton d'or.

PAR M. JOSEPH DAQUIN, *Docteur en Médecine
de la Royale Université de Turin, Médecin de l'Hôtel-Dieu de Chambery, Membre de l'Académie des
Sciences, Belles-Lettres & Arts de Lyon, de la Société d'Agriculture de Turin, & Correspondant de la
Société Royale de Médecine de Paris.*

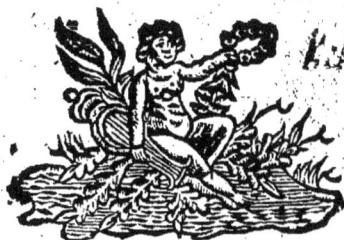

ACQUISITION N° 37.989

MS

CHAMBERY,

Chez M. F. GORRIN, Imprimeur du ROI.

Avec Approbation & Permission.
M. DCC. LXXXVII.

A MES CONCITOYENS.

C'est à vous, Messieurs, que j'ai cru devoir offrir cet Ouvrage, parce que c'est pour vous que je l'ai mis au jour. Et quelle preuve plus convaincante pourrois-je vous donner de mon patriotique attachement, que d'exposer à vos yeux & les causes qui attaquent la vie des habitans d'une Ville à laquelle je suis redevable du bonheur d'être né parmi vous, & celles qui peuvent la garantir des atteintes que lui porte à chaque instant tout ce qui nous environne ? S'il n'est pas absolument en mon pouvoir d'empêcher la maladie & la mort ; je dois au moins, par mes soins, vous prévenir contre l'une & reculer les approches de l'autre. Quelle douce & consolante satisfaction pour moi, Messieurs, si je réussissois à vous faire jouir de ce double avantage, en vous procurant le bien-être d'une santé inaltérable ! Daignez donc, Mes Chers Concitoyens, en recevoir les souhaits, & veuillez agréer cet hommage comme l'expression du sentiment tendre & respectueux avec lequel j'ai l'honneur d'être,

Messieurs,

Votre très-humble &
obéissant serviteur, le
Docteur DAQUIN

AVANT - PROPOS.

QUAMOBREM cùm tria sæpiùs recensita, aër, vitæ genus & ciborum indoles varia, pro varietate regionum, totam ferè vim habeant in morborum productione, hortamur singulos earum Medicos, ut per diuturnam observationem patefaciant medendi methodum popularibus suis præ ceteris opportunam, nec non remediorum genera iisdem, vel familiaria, vel noxia.

BAGLIVI *PRAXEOS MEDICÆ.* Lib. I. Cap. XV. §. VIII.

LA TOPOGRAPHIE Médicale d'un lieu quelconque est la description ou le plan de ce même lieu, pour tout ce qui peut regarder la santé de ses habitans : Aussi Hyppocrate, ce pere de la Médecine, recommande-t-il à celui *qui arrive dans une Ville* pour y exercer cet art, d'en observer *la situation relativement au soleil, à l'air, à l'eau & à la terre* ; il veut que le Médecin examine quelle est la qualité de l'air qu'y respirent ceux qui l'habitent, la nature des alimens dont ils se nourrissent ; quelle peut être la constitu-

tion de l'atmosphere ; quels font la force , l'état &
la direction des vents qui y fouflent ; de quelle qualité font les eaux dont ils font leur boiffon & fi
elles font abondantes ; s'il y a des rivieres , fi leurs
eaux croupiffent & forment des mares & des marais ;
la qualité du fol qui fert à l'habitation doit entrer
auffi dans fes recherches , ainfi que celle de fes productions ; enfin fi les habitans mangent beaucoup &
s'ils font adonnés à la boiffon ; s'ils aiment le travail & l'exercice , ou fi leur caractere mou & éffé-
miné les porte à la pareffe & à l'indolence. L'en-
femble de toutes ces caufes conftitue en effet le tempérament , pour ainfi dire , local de chaque individu
& en modifie d'une certaine maniere la fanté & les
maladies. *Celui qui aura bien acquis ces connoiffances ,*
continue le vieillard de Cos , *ne fera point embaraffé*
fur les affections propres au pays , ni fur celles qui
peuvent être communes à d'autres , & il n'héfitera ni
fe trompera dans leur traitement.

Méditant les avis de ce grand Obfervateur , j'ai
tâché de recueillir les notions qui peuvent , à ce fujet , concerner la Ville où je pratique la Médecine.
J'ai étudié en filence le phyfique & le moral de mes
concitoyens auxquels j'ai voué un attachement tendre
& affectueux , depuis que je me fuis deftiné à l'exercice de cette noble & confolante profeffion qui s'occupe du foulagement des maux attachés à la nature
humaine. Les obfervations météorologiques & topo-
graphiques ont fervi de bafe à ce travail préfenté à
une Société favante , & que je n'aurois peut-être jamais rendu public , fi fon fuffrage ne m'y avoit en-
couragé , & auquel je ne m'étois d'abord livré que
pour ma propre inftruction.

Mais avant de faire connoître quelle étoit la conftitution des habitans de Chambery, & de décrire les
caufes générales & particulieres qui peuvent l'altérer,
j'ai cru qu'il convenoit de parler, de la température
ordinaire des quatre faifons dans notre climat ; cet
objet étant en même tems néceffairement lié avec la
végétation des plantes, m'a déterminé à donner une
efquiffe de notre agriculture, de la fertilité du terrein, de la maniere dont on le cultivoit, des productions du pays, du commerce qu'elles entraînoient,
& du numéraire qu'elles pouvoient y attirer. J'ai
ajouté, à la fuite de cet article, un catalogue par
ordre alphabétique de la plupart des plantes qui
croiffent naturellement dans nos champs, nos bois
& nos prairies ; j'ai ajouté quelques notes relativement aux vertus de ces plantes en Médecine, & à
leur utilité pour l'agriculture & les arts. J'ai fait men-
tion de ces tréfors de la nature cachés & renfermés
dans le fein de nos montagnes ; objets qui dans tous
les pays où ils font répandus, excitent la cupidité
des hommes, abrégent le plus fouvent la vie des malheureux que le fort a deftinés à leurs recherches. J'ai
auffi indiqué les principales eaux minérales du pays,
bienfait inappréciable de la Providence, fur lefquelles
il y auroit plufieurs remarques à faire, mais cette
matiere étant du reffort de la chimie & de l'hiftoire
naturelle du Duché de Savoye que perfonne n'a encore eu l'idée d'entreprendre, quoiqu'elle fut très-
curieufe & très-intéreffante, j'en laiffe le foin à ceux
qui voudront s'en occuper.

Les hôpitaux de la Ville, le fite qu'ils occupent,
leurs différentes inftitutions, l'adminiftration fuivant
laquelle ils font dirigés, la maniere d'y tenir les

malades, le genre des maladies qu'on y voit & le traitement qu'on y emploit, devoient faire une des principales & des plus essentielles parties de cette Topographie.

Les personnes du sexe méritoient à plusieurs titres d'avoir une place dans un ouvrage tel que celui-ci ; il étoit nécessaire de donner un apperçu sur leur constitution en général, sur l'âge auquel elles commencent à être propres à perpétuer l'espece humaine, & sur celui où cette faculté s'éteint chez elles ; de là devoient s'ensuivre des détails relatifs à l'accouchement, à la maniere de nourrir & sevrer les enfans, aux maladies de cet âge tendre, foible & qui exige les plus grands soins : Passant ensuite aux adultes, j'ai tâché de développer autant qu'une observation refléchie & constante a pu me le démontrer, leur tempérament, les causes locales & particulieres au climat qui les affectoient, leur caractere & leurs mœurs, les maladies auxquelles ils sont le plus disposés, leur traitement & les remedes qu'une pratique assez suivie m'a désigné leur mieux convenir & avoir le meilleur succès : Dans un ouvrage de cette nature j'ai été forcé de parler de leurs légers défauts, j'espere qu'ils ne m'en feront pas mauvais gré ; je l'ai fait en Médecin, & non en critique plein de fiel & d'humeur ; à Dieu ne plaise que je fusse du nombre de ces désapprobateurs à qui toute la gente-humaine déplait ; je hais le vice, mais je chéris les hommes, & c'est d'après ce sentiment que je me suis plû à publier les excellentes qualités de mes concitoyens.

J'ai dit quelque chose de l'inoculation, je me suis peu étendu sur cette pratique, vraiment salutaire, adoptée de toutes les Nations, parce que l'exemple de nos Princes, celui de Louis XVI. se faisant inoculer en montant sur le trône, & celui du Prince de Galles, sont des argumens assez forts & qui tranchent la question sans replique. J'ai passé légérement sur l'électricité, & plus légérement encore sur le magnétisme animal ; cette nouvelle folie de l'esprit humain ne mérite effectivement pas qu'on perde un tems qui peut être employé plus utilement.

Comme j'écrivois en 1785, je devois donner un état de la constitution météorologique des quatre saisons de cette même année, & quoique cet article put paroître inutile à quelques personnes, j'ai jugé à propos de le joindre ici comme un hors-d'œuvre qui me semble avoir une certaine liaison avec le reste de l'ouvrage. Enfin on trouvera, sur la fin, un tableau des mariages, naissances & morts dans les trois Paroisses de Chambery pendant un cours de six années ; il peut donner une notice légére de notre population & de son augmentation proportionnelle ; augmentation qui deviendroit encore plus forte, si on veilloit avec plus de soins sur les causes de mortalité que j'ai indiquées dans un mémoire imprimé en 1774, & présenté aux Magistrats Municipaux.

Les jeunes Médecins qui se destinent à pratiquer la Médecine dans cette Ville, pourront appercevoir d'un coup d'œil, dans cette espece de croquis, s'il est permis de s'exprimer ainsi, la conduite qu'ils devront garder auprès des malades qui leur seront confiés ; ils y trouveront des regles d'après lesquelles il leur sera facile de se garantir des piéges que tendent souvent aux commençans, l'inexpérience & le voile épais qui cache le vrai caractere de la maladie. Si cependant mes remarques venoient à ne pas s'accorder avec leurs principes, je les prie de se ressouvenir de l'avis de *Baglivi* : *Scribo Romæ*, disoit ce fidele disciple d'Hyppocrate, *& in aëre Romano*, & de faire attention que j'écris à Chambery. Au reste si mon ouvrage peut être utile à mes concitoyens ; s'il peut contribuer, je ne dis pas seulement à la conservation de leur santé, mais à leur procurer des jours longs & exempts d'infirmités, outre que j'aurai travaillé à ma satisfaction, j'aurai encore rempli les devoirs, & affiché le zèle de mon état. *Qui ergà homines, humanum se exhibuerit*, dit Hyppocrate, *is artis amore teneri censetur*.

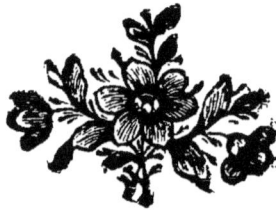

TOPOGRAPHIE

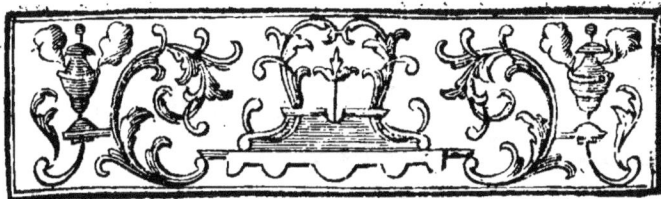

TOPOGRAPHIE
MEDICALE
DE CHAMBERY.

CHAMBERY, capitale du Duché de Savoye, eft une Ville fi ancienne qu'on ne trouve rien de certain fur fon origine ; & quant à fon nom plufieurs Auteurs l'ont appellé différemment ; les uns lui ont donné celui de *Forum Coconium* , d'autres *Forum Neronis* , quelques uns *Camberiacum* ou *Cameriacum* , & d'autres enfin *Camerianum Lemnicorum*. Les Princes de la Royale Maifon de Savoye faifoient autrefois leur réfidence à Chambery ; & les premieres Patentes

A

qu'ils ont accordé à cette Ville, font du mois de Mars 1232.

La Ville de Chambery eſt ſituée dans une vallée qui jadis étoit une prairie marécageuſe ; au nord-eſt de la Ville, & ſur le côté de ſon enceinte coule un torrent, appellé *Laiſſe*, dont les eaux n'étant point contenues au deſſus de la Ville, & n'ayant aucun lit fixe, s'épanchent fouvent à droite & à gauche, lorſqu'elles groſſiſſent promptement, ainſi que celles des rivieres de cette eſpece, après des pluies abondantes, ou après la fonte des neiges.

Chambery eſt au quarante-cinquieme degré, trente-ſix minutes de latitude, & au vingt-troiſieme degré, trente-cinq minutes de longitude, à 18 lieues, oueſt de Lyon ; 12 lieues, nord de Genève ; 8 lieues, ſud de Grenoble ; & 43 lieues, eſt de Turin. Les obſervations ſur le Barometre m'ont prouvé que la hauteur moyenne du mercure eſt à 27 pouces &

4 lignes, ce qui paroit indiquer que le local de Chambery se trouve très-élévé au dessus du niveau de la Méditerranée qui, en ligne droite, n'en est éloignée que de 55 lieues au sud-ouest, & de 65, en y allant par la route du Dauphiné.

L'étendue de la Ville bâtie en longueur de l'est à l'ouest, occupe une partie de la vallée dont j'ai parlé ci-dessus. Son enceinte est à-peu-près de demi-lieue: Par des canaux voutés assez larges, sur lesquels est assise la plus grande partie des rues, coule une autre petite riviere, que l'on nomme *Albane*, dont les eaux abondantes sont, malgré la quantité de fontaines, d'une très-grande ressource dans les incendies, au moyen des trappes placées d'espace en espace le long des rues, que l'on ouvre alors, & où l'on peut commodément puiser l'eau nécessaire dans ces circonstances. Ces trappes sont encore d'une très-grande utilité en hiver ; on les ouvre aussi dans cette saison, lorsque pour le nettoiement des rues on est obligé de les débarrasser de la neige & des glaces qui y sont amoncelées.

Les eaux de l'Albane , en traversant ainsi la Ville dans ses différentes parties, entraînent en même tems une partie des immondices qui s'y amassent (1) & vont, par ce moyen, fertiliser une vaste prairie

---

(1) Le curement des canaux de l'Albane seroit bien plus facile , moins fréquent & conséquemment moins dispendieux , si on détruisoit les moulins de Maché : comme la propriété des particuliers est une chose sacrée à laquelle on ne peut toucher sans injustice , il faudroit alors que la Ville en fît l'acquisition & la payât généreusement au propriétaire en dédomagement. Ces moulins dont la chûte est plus élevée que le niveau de la riviere , sont la cause du reflux de toutes les matieres qu'elle charrie , & en empêchent le libre écoulement ; & cette abondance de substances putrides & corrompues rend l'atmosphere humide , l'impregne de miasmes infects & dangereux. Il est d'expérience que chaque fois que l'on a curé ces canaux , il s'est développé dans la Ville & ses Fauxbourgs des fiévres putrides & des intermittentes opiniâtres qui attaquoient un grand nombre d'individus , & qui n'ont point aussi généralement régné dans d'autres années où le curement n'a pas eu lieu.

de deux lieues d'étendue, dont elles augmentent singuliérement le produit. Au
sud de la Ville se trouve une colline, du
sommet de laquelle sourd une source fort
abondante, appellée *la Fontaine de St.
Martin*, qui fournit la boisson aux habitans : Cette eau qui vient de fort loin,
& à travers des rocs calcaires, est très-
limpide & fort légére ; le réservoir qui
la reçoit à la sortie de la terre, est fait
en pierre de nature aussi calcaire ; l'eau
en coule le long de la colline dont la
pente fort rapide ne contribue pas peu
à sa bonté ; elle est distribuée dans les
différens quartiers, par des canaux de
bois de sapin, qui viennent former plusieurs fontaines sur les principales pla-
ces de la Ville pour la commodité des
habitans : Outre les eaux que fournit cette
source, il y a encore plusieurs autres fontaines qui n'en dépendent point, parmi
lesquelles on distingue celle qu'on nomme
des deux borneaux, dont l'eau est re-

A 3

putée la meilleure & la plus légére de toutes.

Les eaux de toutes ces fontaines font d'une limpidité & d'une légéreté très-grandes ; elles aident merveilleufement à la digeftion ; les Étrangers les trouvent excellentes, & leur boiffon eft pour eux un regal, à tel point qu'on leur a donné le nom de *petit Bourgogne* ; le favon s'y diffoud complettement, & elles font très-propres au blanchiment du linge : C'eft de ces eaux que fe fervent les boulangers pour faire le pain, dont elles augmentent la beauté & le bon gout ; les légumes y cuifent parfaitement bien, & ne s'y durciffent pas.

Parmi ces différentes fontaines de la Ville, il y en a encore une dont les eaux ne viennent point de la *Fontaine de St. Martin*, & qui ont la qualité de rendre la viande d'un beau rouge, lorfqu'on les emploit pour fa cuiffon ; cette fontaine fort d'un terrein fitué dans l'intérieur de la Ville, & ne paroit pas diminuer de quantité, même dans les grandes féchéreffes.

En 1408 Amé VI. Comte de Savoye, fit entourer la Ville de murs, de tours & de foffés que l'on pouvoit remplir d'eau à volonté ; ces murs de la hauteur de 25 à 30 pieds, font encore aujourd'hui à-peu-près de la même élévation, & il feroit à fouhaiter pour la fanté des habitans qu'on pût la diminuer : Les tours dont elle eft flanquée font plus élevées encore & placées d'efpace en efpace, de maniere que Chambery eft abfolument clos & pouvoit paffer pour une Ville très-forte avant l'invention de la poudre : Ces murs font eux-mêmes environnés de foffés affez larges, autrefois remplis d'eau, devenus enfuite fort marécageux, que l'on a réduit depuis long-tems en jardins potagers dans lefquels la végétation eft d'une force prodigieufe. A l'oueft de la Ville &

hors de fes murs on a formé une pro-
menade affez vafte, plantée & couverte
par des tilleuls fort élevés ; elle contribue autant à l'embelliffement de fes dehors qu'à rendre les vents d'oueft qui
y régnent communément , plus doux
& plus falubres , & à tempérer fouvent auffi l'impétuofité & la fraîcheur
de celui du nord-oueft qui en devenant
quelquefois très-incommode , caufe en
même tems plufieurs maladies.

Les campagnes des environs de la
Ville abondent prefque toutes en eaux
excellentes , & cela n'eft pas étonnant ,
vû le cercle de montagnes & les groffes
collines qui les dominent : Ces eaux font
fournies ou par des fources qui fe font
jour de l'intérieur à la furface du terrein,
ou par des ruiffeaux qui viennent des
lieux élevés , & coulent fur des caillouta-
ges. Rarement les habitans de nos campagnes font-ils privés d'eau , à moins qu'il
n'ait regné de très longues & très-fortes

séchéresses, & l'on y voit, par conséquent, rarement des épizooties dépendantes de cette cause.

Les particuliers habitent très-réguliérement leurs campagnes depuis les premiers jours de Septembre, jusqu'au commencement de Décembre ; & comme depuis plusieurs années chacun s'est addonné à l'éducation des vers-à-soie dont la réussite très-heureuse & très-lucrative est devenue une branche de commerce pour le pays ; on va encore à la campagne au commencement de Mai jusques vers la fin de Juin, pour les gouverner jusqu'à ce qu'ils aient achevé leurs coques. (2)

_____

(2) La Société Royale d'Agriculture de Chambery fit élever, dans le tems, des mûriers en pépiniere pour les distribuer gratis dans les campagnes des environs de la Ville aux paysans qui avoient des fonds à eux, afin de leur donner de l'émulation à élever des vers-à-soie, & fournir par ce moyen une ressource de plus à leurs besoins & à leur bien-être.

La culture des champs eſt communément confiée à des grangers qui les travaillent à moitié-fruits ; cependant dans certains cantons où les payſans ſont encore aiſés , & poſſédent des fonds en propriété , les terres y ſont affermées.

Les hivers ſont à Chambery généralement aſſez froids , & les étés aſſez chauds : J'y ai vu le Thermometre de M. de Réaumur à 12 degrés & demi au deſſous du terme de la congélation , & à 31 degrés au deſſus , (ce ſont les deux point extrêmes , depuis que je m'occupe d'obſervations météorologiques) ; cela ne paroîtra pas étonnant , ſi on fait attention que Chambery eſt entouré d'un cercle de montagnes très-hautes , qui en ſont fort peu éloignées & dont il eſt comme le centre , en ſorte que le froid ou la chaleur une fois concentrés dans cette enceinte circulaire , y ſont non ſeulement portés à un grand degré d'intenſité , mais y durent en-

core très-long-tems : On éprouve fouvent dans le mois de Mars un degré de
chaleur affez fort , qui contribue beaucoup à hâter la végétation des plantes ,
& qui fouvent eft caufe que la récolte
eft menacée quelquefois de très-grands
dangers, fur-tout lorfque les pluies d'Avril
deviennent froides , & font accompagnées
des vents du nord & d'eft , ainfi qu'on
en fit la trifte épreuve en 1758 , & dans
quelques autres années fuivantes.

Le printems & fur-tout l'automne font
communément beaux dans notre climat;
il y fouffle cependant quelquefois des vents
froids fur la fin d'Avril & au commencement de Mai , qui rendent cette fai-
fon plus froide qu'elle ne devroit l'être ;
j'ai même obfervé affez généralement
qu'on ne pouvoit fe dépouiller de fes habillemens d'hiver trop tôt dans le printems , fans courir le rifque de contraćter
quelque maladie ; tout comme il eft à
propos de quitter auffi de bonne heure, les

habillemens d'été au commencement de l'automne , fi on ne veut pas être fur-pris par les fraîcheurs du matin & du foir qui fe font fentir dans cette fai-fon.

On voit affez régner les quatre vents principaux à Chambery ; cependant le vent d'oueft , qu'on appelle communé-ment ici la *lyonaife* , ou la *traverfe*, eft celui qui y fouffle le plus fouvent ; le vent du nord que nous nommons *bife* , amene ordinairement le beau tems, ainfi que celui d'eft , auquel on a donné le nom de *matiniere* ; & celui du fud que l'on nomme fimplement *le vent* , eft de tous celui qui nous annonce & nous ap-porte le plus fréquemment la pluie , ainfi que le fud-oueft , & quelquefois auffi celui d'oueft. Souvent aux approches du printems nous éprouvons un vent très-froid & très-piquant de nord-eft , dif-tingué des autres par le nom de *bife-noire* ; ce vent chaffe ordinairement les

fluages avec tant de vélocité, que le ciel
eft prefque toujours ferein, tandis qu'il
régne : Le peuple croit avoir remarqué,
& fa remarque eft affez jufte, que la
bife-noire fouffle ordinairement pendant
trois jours, & que ne ceffant pas à ce
terme, elle fouffle alors pendant neuf;
cette période a beaucoup de rapport avec
les points lunaires, & c'eft l'influence de
cette planete qui y donne lieu. On ne
doit pas être furpris que ce vent de nord-
eft foit auffi vif & auffi froid qu'il l'eft;
les Alpes & les montagnes du Dauphiné,
fituées à l'eft ; les glaciers de Chamouni
& les montagnes de la Suiffe au nord
de Chambery, font les unes & les autres couvertes de neiges pendant prefque
toute l'année, & peuvent, fans contredit, être regardées fur-tout dans la
fonte de neiges, comme une des caufes qui produit ce vent, & concourt à lui
donner ces qualités : On pourroit bien
auffi trouver dans la pofition de cette

chaine des Alpes qui font à notre orient, le pourquoi la neige tombe très-rarement chez nous, fans être accompagnée du vent d'eft, ou de ceux qui viennent de ce rumb, en tirant un peu du côté du nord; elle féjourne alors plus long-tems & paroit fondre plus lentement, que lorfqu'elle eft apportée par d'autres vents: c'eft prefque toujours auffi avec ceux du fud, ou du fud-oueft que nous arrivent les pluies, mais fur-tout les ouragans, les tempêtes & les orages; phénomenes que nous devons à la pofition de la Méditerranée qui, par rapport à nous, occupe prefque toute la partie du fud.

Les mois d'Avril, de Mai & une partie de Juin conftituent pour l'ordinaire la faifon pluvieufe, déterminée par les vents de fud & de fud-oueft, qui régnent le plus fouvent pendant ce tems; ceux d'oueft, de nord-oueft, & de nord leur fuccédant enfuite, amenent l'été qui communément eſt beau, chaud & ſec ; & c'eſt lorſque les choſes ſe paſſent ainſi , que nous ſommes aſſurés d'une belle & bonne récolte en toute ſorte de fruits. Souvent ſur la fin de Juin , & pendant Juillet & Août, on eſſuie des orages accompagnés de tonnerres & de grêle , qui dévaſtent entiérement les campagnes ſur leſquelles tombent ces météores deſtructeurs ; on y étoit ſans doute beaucoup moins expoſé , avant que les bois & les forêts de nos montagnes fuſſent abſolument dégradés ; ils arrêtoient les nuages , les diviſoient , rompoient l'impétuoſité des orages , & devenant les ſeules victimes de leurs efforts , ils garantiſſoient nos bleds & nos vins.

L'automne eſt communément belle , quoique froide & par fois pluvieuſe ſur la fin d'Octobre & dans le mois de Novembre ; on voit auſſi quelquefois tomber de la neige dans ce dernier mois , mais ce n'eſt que lorſqu'avec un tems pluvieux , la *matiniére* , ou autrement le vent d'eſt vient à ſouffler. Le mois de Septembre eſt ordinairement un des plus beaux de l'année ; la chaleur moyenne de ce mois étant de 15 à 18 degrés du thermometre de Réaumur , c'eſt lui qui décide de la bonté de nos vins ; il eſt ſouvent arrivé que le mois d'Août n'ayant point été chaud , comme il l'eſt ordinairement, la chaleur ſeule de celui de Septembre , nous en avoit procuré de très-bons & d'une maturité parfaite.

Les gêlées-blanches ne ſont pas abſolument communes ; on en voit quelquefois dans le mois de Novembre qui pour lors ne portent aucun préjudice , mais elles deviennent très-nuiſibles , lorſqu'elles tombent dans le courant d'Avril , & plus encore ſi c'eſt dans le commencement de Mai ; tems où elles ne laiſſent pas cependant de paroître

roître quelquefois, & caufent alors beaucoup de dommages, fur-tout fi la bife
ou la matiniére fouffant, le ciel devient
ferein pendant la nuit. On obferve en
général que les campagnes des environs
de la Ville fituées dans des lieux bas,
ou proche des rivieres & des marais,
font beaucoup plus fujettes aux gêlées-
blanches, que celles qui font dans une
expofition contraire.

Quoique Chambery foit placé au bas
des collines & entouré de montagnes :
Quoiqu'il y ait à une lieue & demi de
la Ville, un lac affez vafte, dont je
parlerai dans la fuite, & quoiqu'il exifte
trois marais dans fes environs, l'un à
l'orient de la Ville, l'autre à fon cou-
chant, & le troifieme au nord, cé-
pendant les brouillards y font, ainfi que
dans les campagnes, très-rares en tout
tems : On doit attribuer la rareté de
ce météore aux différentes gorges que
forment les montagnes d'alentour ; ces

B

gorges deviennent alors des efpeces de détroits par lefquels fouffle un courant d'air continuel , qui chaffe les vapeurs propres à la formation de ces brouillards : Quelquefois cependant on en voit s'élever dans le mois d'Août , qui gâtent abfolument les châtaignes , (denrée chez nous fort utile aux payfans) , mais c'eft lorfque ce mois a été extrêmement pluvieux & d'une chaleur humide : Quelquefois auffi il en paroît vers les fêtes de Noël , lorfque le tems eft doux , & que nous fommes menacés de neige , mais je n'ai pas remarqué qu'ils euffent jamais été nuifibles aux hommes ni aux animaux. Le fameux brouillard de 1783 , qui s'eft montré dans prefque toute l'Europe , a auffi régné chez nous pendant long-tems ; il commença à paroître dans le courant du mois de Juin , & il ne difparut que pour faire place à des orages furieux , accompagnés de grêle , de tonerres & d'éclairs éffrayans.

Le terrein de Chambery n'eſt pas de la même nature par tout ; celui des environs de la Ville & de ſes foſſés que l'on a réduit en culture , eſt , à ſa premiere couche , noir , gras & très-fertile ; il eſt le produit de tous les engrais qu'on y a continuellement apporté & des débris ſans ceſſe renouvellés , des végétaux & des animaux qui s'y pourriſſent. Les environs des Villes ſont ſujets à avoir un pareil terrein , par la facilité des engrais & la commodité de les y tranſporter. Ce terrein à environ un pied d'épaiſſeur , & ſi on le creuſe plus bas , on rencontre une terre argileuſe , mêlée de cailloutage , qui indique que le torrent de *Laiſſe* , a jadis, dans ſes débordemens , inondé tous ces lieux. Le terrein des campagnes ſituées en plaine , ou en colline eſt communément argileux & de couleur grisâtre ; on en rencontre, dans certains endroits , qui eſt d'une couleur d'ocre : Celui-ci est probablement dû à des ruisseaux qui le charrient & qui en descendant des montagnes renfermant presque toutes des mines ferrugineuses, l'amenent & le déposent dans leurs environs, lorsqu'ils sont grossis par les pluies. On peut dire, en général, que tous ces terreins sont fertiles, & très-propres à la végétation de toutes sortes de fruits; ils seroient encore d'une fertilité plus grande, si l'industrie contribuoit d'avantage à la maniere de les travailler. Cependant on a observé que les terreins situés à l'est & à l'ouest de la Ville, sont beaucoup plus fertiles pour les différentes especes de bled, que ceux du nord & du midi, & que ceux du côté de l'est, sont surtout excellens pour la vigne.

Nos montagnes, quoique fort élevées (3) sont cultivées, dans presque toute

_____

(3) Je ne les crois malheureusement que trop cultivées, puisque cette culture dégradant absolument

l'étendue de leur furface ; & dans les emplacemens où la culture ne peut pas abfolument avoir lieu , elles feroient couvertes de bois qui y croît très-promptement , & dont la quantité feroit très-grande , fi on en prenoit foin. Les forêts qui peuplent nos campagnes font particuliérement formées de pins , de hêtres , de charmes , de fapins , de chênes , & de melezes ; les fapins fur-tout y deviennent très-beaux & pourroient être recherchés pour le fervice de la Marine. On trouve généralement dans le fommet de toutes ces montagnes & dans leurs pentes , des pâturages excellens ; & dans la plupart des vacheries plus ou moins nombreufes y font éta-

---

les bois & les forêts , devient une caufe de la difette du bois de chauffage , & fait que dans les grandes pluies & dans la fonte des neiges , les eaux lavent ces lieux cultivés , détruifent l'ouvrage & l'efpérance du laboureur , & en entraînent le terrein dans la plaine.

blies ; ordinairement , on y conduit les vaches à la St. Claude , elles en deſcendent à la mi-Septembre , & quelquefois plus tard , ſi l'automne eſt belle ; ces vacheries fourniſſent beaucoup de fromages , & une très-grande quantité de beurre excellent ; dans quelques-unes entr'autres on y fabrique une eſpece de fromages appellés *vacherins* , d'une forme ronde, dont la pâte molle & blanche eſt renfermée dans des cerceaux d'écorce d'arbres ; on les mange ſur-tout dans le carnaval & en carême , & quoique d'un goût excellent , ils ſont cependant très-indigeſtes : Cette ſorte de fromages eſt très-recherchée de nos voiſins , & on en envoit juſqu'à Paris pour les meilleures tables ; ils forment une petite branche de commerce pour le pays qui pourroit même être d'une plus grande étendue , ne connoiſſant nul autre endroit que la Savoye , où l'on en fabrique de cette eſpece.

A deux lieues environ à l'eft de cette Ville , & au deffus d'un gros village appellé *Thoiry* , fe trouve une très-haute montagne fur la cime de laquelle font des grottes & plufieurs grandes ouvertures à la furface de la terre, placées à différentes dif-tances les unes des autres , dans lefquelles on rencontre des blocs d'une belle glace , limpide, dure & reffemblante au plus beau cryftal ; on defcend dans la plupart de ces grottes & de ces ouvertures , par une pente douce , éclairée feulement à quelques pas de profondeur , par la clarté du foleil. Toutes ces cavités font intérieurement tapiffées de cette même glace formée par les eaux de pluie & de neige qui filtrent à travers les fentes du roc dont eft compofée la montagne; on y en trouve en tout tems , même dans les étés les plus longs , les plus chauds & dans les plus grandes féché-reffes ; les payfans du village dont j'ai parlé ci-deffus , vont la chercher dans

B 4

ces efpeces de miniéres naturelles, &
la détachent par gros quartiers, à grands
coups de hache, pour l'apporter & la
vendre en Ville aux Limonadiers, &
aux différens particuliers : On s'en fert
comme par tout ailleurs, pour rafraîchir les boiffons & pour faire les liqueurs fraîches dont on ufe en été; mais
ce qui n'eft refervé qu'à la glace de
notre pays, c'eft qu'elle eft fi pure
& fi tranfparente, qu'on la met dans
le verre immédiatement avec les boiffons, fans qu'elle caufe aucune incom-
modité à ceux qui fuivent cet ufage.
Une de ces ouvertures eft un vrai puits
naturel, d'une très-grande profondeur
perpendiculaire, dans laquelle on ne
peut defcendre qu'à la faveur d'une lu-
miere, & en s'attachant avec des cor-
des, dont ceux qui font au dehors,
tiennent les bouts : Ce puits eft de toutes ces cavités, la derniere où les payfans vont chercher la glace fur-tout

lorfque celle des autres manque , ou quand elle n'eſt pas auſſi belle ; ils la regardent même comme le réſervoir principal: Ceux qui y font deſcendus , rapportent qu'au fond de ce puits , il y a une eſpece de petit lac , dont ils ont ſouvent trouvé les bords gêlés ; que ſes parois ne ſont que glace , & qu'il y fait un froid trés-vif & très-piquant. Un de ces payſans après être deſcendu pluſieurs fois dans ce puits , y eſt péri , il y a deux ans ; on n'eut pas , ſans doute , la précaution d'examiner la corde qui ſervit à le deſcendre , puiſqu'en le tirant de là avec ſa charge de glace , elle rompit & ce malheureux tomba au fond de cet abîme glacé , ſans qu'on n'ait jamais plus entendu parler de lui.

Nous avons en général beaucoup de bêtes à corne & de cochons dans le pays ; toutes les grangeries en ſont plus ou moins fournies , & il y a peu de particuliers qui ne nourriſſent au moins un cochon pour son propre usage. Les moutons & les brebis sont en plus petit nombre dans la plaine que dans les collines & les montagnes ; on n'a point la coutume de les faire parquer, soit à cause de la nature montueuse du terrein , soit parce qu'on a suffisamment de fourrages dans certains cantons pour l'engrais des terres ; ces animaux ne servent donc à nos paysans que pour se procurer une partie de leurs vêtemens , en employant leur laine à la fabrication des draps dont ils s'habillent, ou quelque argent en les vendant aux bouchers. Ces sortes d'animaux réussissent beaucoup mieux dans les montagnes , & la laine de ceux qu'on y éleve , est d'une qualité infiniment supérieure à celle des brebis élevées dans la plaine. On tient aussi beaucoup de chèvres , mais seulement dans les montagnes ; elles sont absolument défendues par le Gouvernement dans la plaine & sur-tout dans les pays de vignobles ; il y a des peines très-rigoureuſes pour les contrevenans. Ces animaux nous procurent de fromage & beaucoup de ſuif de très-bonne qualité , qui devient même un objet de commerce aſſez conſidérable pour nos hautes montagnes , où les payſans mangent ces animaux en hiver après les avoir ſalés. Les brebis & les chêvres ſont ordinairement nourries pendant l'hiver , lorſque le mauvais tems empêche leur ſortie , avec des feuillages de chêne, de noyer , de frêne & autres arbres ſemblables , afin d'économiſer le foin que l'on conſerve pour les bœufs & les vaches , auxquels cependant on fait auſſi manger ces feuillages , lorſque les fourrages ont totalement manqué ou quand la récolte n'en a pas été abondante.

Les bœufs & les vaches ſont les autres animaux dont chaque grangerie eſt encore pourvue ; le produit des vaches ſert à nourrir la famille qui la fait va-

loir , & ce produit se partage ordinairement avec le propriétaire , de maniere que l'un & l'autre en jouissent alter-
nativement chacun pendant une semaine
ou quinze jours , suivant la convention
que font le maître & le granger entr'eux. Les bœufs sont employés aux la-
bours & aux charrois nécessaires au ser-
vice de la grangerie ; on ne se sert
même aux environs de la Ville , que
de bœufs pour la culture des terres ,
& lorsqu'ils sont vieux on les engraisse
pour les vendre aux bouchers , ce qui
ne fait pas une nourriture de bon goût ,
ni bien succulente : Il y a cependant
quelques cantons dans la Savoye , où les
terres sont labourées avec des chevaux ,
ou des ânes. Notre bétail est peu sujet
aux épizooties ; la seule maladie qui at-
taque les bêtes à laine , est la clavelée
& même encore très-rarement ; on en
voit périr quelques-unes de la phtysie
tuberculeuse ; mais ce n'est que celles

qui paiffent dans des lieux humides &
marécageux , qui y font fujettes ; le
charbon & le piffement de fang , font
les maladies qui attaquent nos bêtes à
corne. Nos payfans font fort ignorans ,
lorfqu'il s'agit de foulager les unes & les
autres dans ces fortes de cas ; je ne fa-
che pas même , que les bergers employent aucun remede pour guérir celles
des brebis : Quant aux maladies des
bœufs & des vaches les gens de la campagne ne connoiffent d'autres fecours que
de leur faire des taillades fur les épaules , y introduire des morceaux d'une côte
de poirée , comme pour entretenir un fé-
ton , & puis les vider avec la main,
en la portant par l'anus auffi avant qu'ils
le peuvent , & amenant au dehors les
excrèmens qui fe trouvent dans toute cette
étendue des gros boyaux : ce qu'il y a
de certain , ce qu'ils employent indiffé-
remment cette même méthode & ces
mêmes remedes , pour toutes les mala-

dies , dont leur bétail eft atteint ; quelques-uns font affez heureux par cette
pratique routiniere de les débaraffer ,
mais la plupart ont le regret de les
voir fuccomber , & n'en font pas moins
opiniâtres à ne pas changer leur fa-
çon de faire , malgré la trifte expérience
qu'ils en éprouvent chaque jour.

On fe fert particuliérement de bœufs
pour le labourage , & communément
on en attele deux paires à une char-
rue ; ces animaux , à raifon de leur
force , font beaucoup plus propres pour
ouvrir & divifer notre terrein dont la
nature eft forte , compacte , & comme
je l'ai dit ci-devant , prefque toute ar-
gileufe. Les productions , en tout genre ,
abondent dans notre pays , & on y
trouve tout ce qui peut contribuer à
rendre la vie animale excellente (4).

_____

(4) Le luxe de nos tables y eft même monté en
général à un point plus haut, fi j'ofe le dire, que ne

Nous avons des bleds de très-bonne qualité , & nos vins font également très-bons & fort renommés , fur-tout ceux de la colline de Montmeillan. On feme du froment , du feigle , de l'orge & des légumes dans la plaine & la colline ; outre ces différentes fortes de grains , on feme encore dans les montagnes de l'avoine & du méteil. Il y a certains cantons où l'on feme du panic , du millet & de l'épeautre , mais en général on cultive peu ces trois efpeces de grains. C'eft avec la farine de froment que les boulangers fabriquent le pain blanc ; c'eft aufli cette forte de

----

le comportent nos fortunes ; & ce n'eft pas le feul objet dans lequel nous nous foyons écartés de la fimplicité de nos anciens ; mais ce qu'on peut affurer , c'eft que les mœurs n'y ont pas gagné. Au refte je laifle à décider aux politiques & aux écónomiftes , fi le luxe en général convient ou ne convient pas à un pays qui n'eft pas riche, & qui a très-peu de reffources du côté du commerce.

bled, qui chez nous, a le plus de va-
leur ; la mesure de ce grain, appellée
vaiſſel, doit peſer cent cinquante livres, quand il eſt de bonne qualité,
& cette meſure ſe vend à la grenete
12 à 14 livres de notre monnoie, année commune.

Les ſemailles du froment & du ſeigle ſe
font communément dans la plaine, depuis la fin de Septembre juſqu'à la fin d'Octobre; & l'on moiſſonne dans le courant de
Juillet ; on ſeme plutôt dans les montagnes, & les moiſſons s'y font plus tard. On
ſeme encore de l'orge, à la St. Michel,
dans quelques endroits des environs de
la Ville, qu'on appelle de *l'orge hi-
verné* & que l'on coupe dans le commencement de Juin ; cette production
hâtive eſt d'une très-grande reſſource
pour nos payſans, qui ſouvent, à cette
époque, ont conſommé tous leurs bleds
pendant l'hiver & manquent alors de
pain. Il ſeroit à ſouhaiter que la pratique

tique de femer cette efpece de grain dans ce tems, fut généralement adoptée, mais on fuit plus communément la méthode de femer l'orge, dans le mois de Mars, ainfi que les légumes, tels que les pois, fèves, lentilles & autres de même efpece, pour les recueillir dans le courant d'Août. Lorfque le feigle eft coupé, on feme encore une autre efpece de grain appellé, dans le pays, bled-noir, ou bled-farrazin, dont la moiffon fe fait vers la fin du mois d'Octobre. La pratique de femer ce bled dans le même terrein où l'on vient de recueillir le feigle, eft des plus vicieufes; la terre en eft abfolument éffrittée, & ne peut donner enfuite qu'une miférable récolte du grain qu'on y femera après le bled-noir.

On a commencé, depuis quelques années, à cultiver le Maïs dans les campagnes des environs de Chambery, & dans prefque toutes celles de

C

la Province proprement dite de Savoye : Cette espece de grain qui a
les plus grands succès & qui est devenue d'une très-grande ressource pour
nos paysans, se met en terre dans le
courant d'Avril, lorsque ce mois est
chaud, mais communément au commencement de Mai ; la récolte s'en fait
ordinairement en Octobre & même en
Septembre, si l'été & l'automne ont été
beaux & accompagnés de chaleur (5).

---

(5) On devroit d'autant mieux s'adonner à la
culture de ce grain, que non seulement il est d'une
très-grande ressource pour les paysans des cantons
où il se cultive ; mais encore parce qu'il est excellent pour la santé, sur-tout aux personnes dont la
poitrine foible & délicate auroit un penchant à la
phtysie pulmonaire. On a même vû des malades atteints de cette cruelle maladie au second degré,
guérir par le seul usage constant & continuel de ce
farineux mangé en soupe, ou simplement apprêté à
l'eau avec quelques légers aromats. On prétend que
la farine du maïs de Piémont a une qualité supérieure à celle de Savoye ; je crois que cette supé-
riorité est autant due à la nature du terrein, qu'à

il y a des cultivateurs qui ne sement ce grain que pour le couper en herbe & le faire manger aux vaches & aux bœufs ; les uns & les autres sont très-friands de cette espece de foin qui procure d'ailleurs beaucoup de lait & de bon goût aux premieres , & sert particuliérement de nourriture aux seconds dans le tems des labourages qui se font à la St. Michel.

Les bleds se mettent en gerbes sur les champs ; on les emporte dans les granges & on les bat avec le fleau : Le seul bled - noir & dans quelques cantons , le seigle sont mis en meules

---

seur maniere de la cultiver , meilleure que la notre , sur-tout aux plus grands soins qu'ils donnent à cette plante, pendant le tems de sa végétation & plus encore à leurs moulins qui triturent & moulent ce grain d'une finesse impalpable & la rendent par ce moyen plus susceptible de passer avec toutes ses qualités dans les plus petits vaisseaux de la chylification & d'y déposer plus facilement *ce gluten* mucilagineux qui en fait l'essence & la base.

& demeurent ainſi pendant quelque tems ſur le terrein même où ils ont été moiſſonnés.

Nos grains ſont quelquefois attaqués de la nielle & du charbon , mais très-rarement de la rouille , ce qui paroîtroit confirmer le ſentiment des Auteurs qui attribuent cette derniere maladie aux brouillards , auxquels , comme on l'a dit ci-deſſus , nous ſommes très-peu expoſés. Quant à l'ergot , c'eſt une maladie que nous ne voyons preſque pas & je ne connois aucun payſan qui paroiſſe ſeulement s'en douter ; le hazard cependant m'a fait rencontrer , une fois , quelques épis de ſeigle ergotés dans un champ le long duquel je me promenois. Quoique nos bleds ſoient peu ſujets à ces ſortes de maladies ; il y a des agriculteurs qui ſont dans l'habitude avant de ſemer les grains , de les paſſer à une leſſive faite avec de la chaud-vive , des cendres & de l'urine de vache : Les fromens &

les feigles coulent quelquefois dans les terreins fitués au fud de la Ville , furtout lorfque les vents de fud & de fudoueft foufflent au tems de leur floraifon ; on dit alors que les bleds ont *ventés* , ce qui fe connoit aifément par la blancheur terne que prennent les épis.

On cultive beaucoup , foit dans la plaine , foit dans les collines & les montagnes , les pommes de terre à écorce rouge & celles à écorce blanche ; les deux efpeces y réuffiffent à merveille & donnent conftamment des récoltes abondantes , particuliérement fur les bords & dans les îles que forme la riviere d'Ifere éloignée de deux lieues de Chambery : Cette production eft d'une fi grande reffource pour les gens de la campagne , qu'il n'y a pas un payfan qui n'en cultive , & que le bas-peuple de la Ville fait prefque fa nourriture principale de celles qu'il met en culture

dans les foſſés de la Ville & ſes environs , dont preſque tout le terrein eſt
réduit en différentes petites portions de
jardins , que les propriétaires aſcenſent
pour un tems déterminé. Les raves ſont
encore une plante que l'on cultive en
Savoye avec beaucoup d'avantage ; elles
y ſont d'un goût excellent , & quelquefois d'une groſſeur monſtrueuſe ; elles forment encore , de même que les choux ,
une des principales branches de la nourriture du peuple ; on les ſert également auſſi
ſur les meilleures tables.

Comme nous avons beaucoup de
prairies naturelles , on ſeme peu de luzerne , du ſain-foin & du treffle , pour en
former d'artificielles ; ainſi ces plantes ne
peuvent guère ſe compter parmi les productions du pays , que lorſque la néceſſité
oblige d'y recourir : Il n'en eſt pas de même du vin , du chanvre , & des cocons de
vers-à-ſoie. Le vin eſt ſur-tout abondant en
Savoye & en général de très-bonne qualité ;

Les vignobles de Montmeillan, de Crouet, de St. Jean de la Porte , de Chautagne & de Monterminoz, dont l'étendüe eft affez grande , font en même tems très-renommés. La plupart de nos vignes font baffes ; il y en a cependant quelques-unes de hautes ; celles-ci font plantées dans des champs à bled qui rendent, par ce moyen , une double récolte , mais le vin qu'elles produifent eft en général fort inférieur en qualité à celui des vignes baffes. Le terrein de la plus grande partie de nos vignes eft formé d'une terre noirâtre, compacte , mêlée de beaucoup de petits cailloux néanmoins très-propre au labourage ; celui des vignes de Montmeillan , abfolument tout pierreux, paroit n'être qu'un réfultat de toutes les petites pierres qui fe font continuellement détachées de la montagne qui eft au deffus & qu'ont fucceffivement entraînée les eaux du ciel : C'eft à la nature de ce terrein , autant qu'à fon heureufe

C 4

expofition , qu'on doit attribuer la bonté
& la féve fpiritueufe de ce vin , qui ,
quoique féduifant & très-agréable à boire,
n'en eft pas moins dangereux pour la
fanté , en ce qu'étant d'ailleurs fec &
fort capiteux il porte le feu dans les
humeurs , agace les nerfs & trouble entiérement l'économie animale pour peu
qu'on veuille s'y livrer.

Les vendanges fe font communément
depuis le 12 ou le 14 , jufqu'au 20 ou
22 d'Octobre : Le raifin étant coupé ,
on le jette dans la cuve ; on le foule
deux ou trois jours après , pendant plus
ou moins de tems , fuivant la couleur
plus ou moins foncée que l'on veut donner au vin : On peut dire en général
que la fermentation fpiritueufe fe mani-
fefte affez promptement dans prefque
tous nos vins , mais cependant plutôt
dans ceux de la colline de Montmeillan:
Après que les raifins ont été preffés , on
remet dans quelques cantons , le marc

dans la cuve ; on y ajoute de l'eau ;
on laisse fermenter de nouveau pendant
quelques jours , & la liqueur résultante
de cette opération devient la boisson du
paysan , sur-tout dans le tems des travaux
de la vigne ; cette liqueur , qui forme ce
qu'on nomme du *petit vin* , est vulgairement appellé dans le pays du *covent*. Quelques particuliers ramassent tout le marc
des raisins qu'ils peuvent se procurer ; ils
le distillent & en retirent de l'eau-de-vie
qui ne peut être , par conséquent que
de très-médiocre qualité , & avoir peu
de débit.

Nos vins sont généralement très-bons,
peu tartreux , & se conservent pendant
long-tems ; il n'est pas rare d'en trouver dans les caves des particuliers , qui
ont cinq ou six années & même plus :
Les vins blancs que nous avons en
abondance se conservent moins bien
que les rouges , & prennent souvent
en vieillissant le goût du goudron.

Le chanvre eſt une plante que l'on cultive beaucoup dans les différentes Provinces du Duché, & qui y réuſſit à merveille, ſur-tout dans les environs de Chambery ; il n'eſt communément pas même ſoumis à la pratique du rouiſſage ; l'écorce en eſt très-belle ; la filaſſe qui en réſulte, eſt proportionnée à ſa beauté ; cette denrée fait l'objet d'un aſſez grand commerce dans le pays ; & une partie des toiles de Voiron en Dauphiné, eſt fabriquée avec le chanvre de la Savoye qu'y viennent acheter des commiſſionnaires (6).

Les vers-à-ſoie que l'on éleve avec

------

(6) Il eſt bien honteux pour les habitans du pays de ne pas ſe mettre à ouvrer les toiles que fabriquent avec notre propre chanvre nos voiſins qui nous le revendent enſuite en toile, nous font payer bien chérement une main-d'œuvre dont nous pourrions tirer parti auſſi bien qu'eux, & qui enlevent par-là chaque année un numéraire dont la rareté ne ſe fait déjà que trop ſentir.

beaucoup d'avantage , dans la Ville , dans fes environs , & les gros Bourgs, y réuffiffent très-bien : On met ordinairement éclore leurs œufs aux environs des premiers jours du mois de Mai , & ils ont communément donné leurs cocons avant la St. Jean , fi le tems eft beau & fec pendant le courant de Mai & de Juin. Une once de graines rend affez ordinairement le poids environ de fept à huit livres de foie , pourvû que ces infectes n'aient été attaqués d'aucune maladie depuis leur naiffance , jufques à la fin de leurs travaux, & la foie qui provient de nos cocons eft de fi bonne qualité , qu'elle eft très-recherchée des Négocians de Lyon : Cependant chacun a , pour les élever , fa routine particuliere , dont il fe trouve bien , & qu'il croit meilleure que celle de fon voifin ; mais ce qu'il y a de fingulier , c'eft que tous réuffiffent à-peu-près égalemeut bien , & que nos payfans, ainfi que ceux

du Piémont , où la récolte de la foie
eft très-abondante & d'une qualité fupé-
rieure , font ceux chez qui les vers ont le
plus grand fuccès , fans beaucoup d'ap-
pareil & prefque fans foins : D'après
cette heureufe expérience , on feroit
tenté de penfer que les méthodes exac-
tes & compaffées , imaginées par les
différens Auteurs pour l'éducation de
ces infectes , font très-belles quant à la
théorie , mais à-peu-près inutiles pour
la pratique. Il y a tout au plus 25 à
30 ans que l'on s'eft mis à élever des
vers-à-foie dans ce pays ; quelques particuliers feulement s'y adonnoient avant
cette époque ; le bénéfice qu'ils en reti-
roient ayant infenfiblement aiguilloné
l'émulation , on a planté des mûriers
par tout , & les perfonnes même fort
aifées. élevent aujourd'hui des vers-à-foie
avec un profit confidérable. On avoit
d'abord penfé dans les premiers momens
d'enthoufiafme où l'on étoit pour la

plantation de ces arbres, que la feuille de ceux qui feroient entés, devroit être préférée à celle des mûriers francs ; chacun en conféquence s'empreſſoit de les faire enter, ou tachoient de s'en procurer qui le fuſſent ; mais on s'apperçut bientôt que la feuille de ces derniers cauſoit aux vers des maladies qui les faiſoient périr & entr'autres la diarrhée, cette feuille étant ſans doute trop aqueuſe ; en ſorte que ces arbres entés ſont tombés en diſcrédit, & qu'on ne ſe ſert plus que de la feuille des mûriers francs, mâles & femelles.

Toutes les eſpeces d'arbres fruitiers, hormis les oliviers, ſont cultivés dans le pays, & leurs fruits en ſont très-bons. Le noyer, qui relativement à l'huile que fournit ſon fruit nous tient lieu d'olivier, eſt très-commun, & donne chaque année des récoltes abondantes, à moins que dans le mois d'Avril ou dans le commencement de Mai, il

ne louffle un vent froid de nord-eft
après une pluie, ou qu'à cette époque
il ne tombe de la gêlée-blanche qui
gâte alors les premiers bourgeons de cet
arbre. On fe fert communément pour
la lampe, les fritures & la falade,
d'huile de noix d'ailleurs très-bonne &
de très-bon goût, lorfqu'on a la précaution de choifir les noyaux & de tirer
l'huile fans feu. Nos campagnes font
fort peuplées d'arbres fruitiers; il n'y a
prefque pas de propriétaires qui n'aient
un verger planté de différentes efpeces
de pommiers & de poiriers; la récolte
des fruits provenant de ces fortes d'arbres eft un objet fur lequel chacun
compte beaucoup. Nous avons encore
beaucoup de fruits à noyau, tels que
prunes, abricots, pêches, pavies & aman-
des. Les arbres qui portent ces derniers
fruits, font pour l'ordinaire placés dans
les vignes, quoiqu'on en trouve cependant beaucoup qui font cultivés avec un

très-grand soin dans les jardins potagers, en espaliers, ou à demi-vent; & malgré la température du climat, qui est plutôt froide que chaude, on voit aussi quelques plantes exotiques, cultivées avec succès, sous des chassis vîtrés.

Quant aux différentes plantes qui croissent naturellement dans les champs, prairies & bois du pays, elles sont à-peu-près les mêmes que celles des environs de Paris, si on en excepte pourtant celles des montagnes, qui chez nous y croissent en quantité, d'une végétation très forte, & avec des propriétés portées à un degré beaucoup plus éminent.

Voici une Notice des PLANTES, par ordre alphabéthique, telles qu'on les connoit dans le pays.

A

Acanthe.

Ageratum.

Adhatoda.

Alcée, ou Mauve
    sauvage.

Alkékenge (7).

Althea, ou Gui-
    mauve (8).

Angurie.

Amblatum.

Apocin.

Arisarum.

---

(7) Les baies de cette plante sont très-salutaires dans les hydropisies & dans certaines maladies des voies urinaires.

(8) Tout le monde connoit la vertu adoucissante & émolliente de cette plante : La pâte, les tablettes & le syrop de guimauve en sont des préparations propres à adoucir la toux, les enrouemens, & à faciliter l'expectoration des humeurs épaisses & glaireuses qui embarassent souvent le fond de la gorge & le haut de la trachée.

Aristoloche

Ariftoloche longue.	Anemone des prés.
Ariftoloche ronde.	Anemone cultivée.
Afarine.	Afperge fauvage.
Afphodele.	Afperge cultivée.
Afperugo.	Aurone mâle.
Aigremoine.	Aurone blanche.
Agrimonoides.	Aurone des champs.
Alfinaftrum.	Abfynthe grande.
Alyffon.	Abfynthe petite.
Amaranthe, ou Paf-	Abfynthe des Alpes,
fe-velours.	ou Génépi (9).
Anapodophillum.	Ambroifie.

(9) L'infufion de cette plante paffe pour un fpécifique dans la pleuréfie & la peripneumonie ; les
payfans & beaucoup de gens de bon fens s'en fervent quelquefois dans ces circonftances ; mais c'eft
une erreur très-dangereufe qui a caufé la mort à
plufieurs individus que la nature feule auroit guéri
fans l'ufage imprudent de cette plante ; comme elle
eft propre à exciter la fueur, fon utilité pourroit tout
au plus avoir lieu dans les cas où l'infenfible tranfpiration feroit fupprimée, pour la rappeler à la peau ;
mais lorfqu'il y aura de la fiévre, elle produira
certainement beaucoup de ravages, fi toutefois elle
ne donne pas la mort. On peut tirer de cette plante

D

Aconit , ou Na-
  pel (10).
Ail cultivé.
Ail fauvage.
Amaranthoides.
Anet fauvage.
Angélique.
Arrête - bœuf vrai
  (11).

Arrête-bœuf jaune.
Aphaca.
Ache de plufieurs
  efpeces.
Ancolie.
Aralia.
Armoife.
After.
Afterique.

---

une huile effentielle , qui , prife intérieurement à quelques gouttes cauferoit , les plus grands défordres dans l'économie animale , & dont il eft dangereux de fe fervir.

(10) Poifon des plus actifs parmi les végétaux connus en Europe ,que certains charlatans, ignorant abfolument la vertu des plantes , ont cependant l'impudente hardieffe de faire entrer dans leurs compofitions monftrueufes : On doit être extrêmement refervé à le donner intérieurement , quoiqu'il y ait des cas , mais très-rares , où fon ufage dirigé par un Médecin prudent & éclairé , puiffe être fuivi de très-bons fuccès ; mais, *non licet omnibus adire Corinthum.*

(11) Plante très-commune dans les prés , qui s'étend & fe multiplie très-aifément & dont les agriculteurs doivent foigneufement empêcher la végétation , parce qu'elle étouffe les plantes voifines , & d'ailleurs eft elle-même un très-mauvais pâturage.

Asteroides.

Astragale.

Astragaloides.

Acacia , arbre.

Agaric de plusieurs especes (12).

Alaterne, arbrisseau.

Algue.

Aune , arbre.

Amandier , arbre.

Abricotier , arbre.

Arroche commune.

Arroche puante.

Avoine.

Agripaume.

Artichaud sauvage.

Artichaud cultivé.

Aunée.

Airelle.

Alleluia à fleurs blanches.

Alleluia à fleurs jaunes.

Aiguille, ou Peigne de vénus.

Ail serpentin , ou faux-nard.

B.

Bétoine des montagnes.

Ballote , ou Marrube puant.

Belladona.

Bétoine.

Bourrache à fleurs blanches.

---

(12) Cette plante est sur-tout renommée avec raison par sa propriété que lui découvrit le Chirurgien Brossard pour , arrêter toutes sortes d'hémorragies.

Bourrache à fleurs bleues (13).

Bouleau, arbre.

Brunelle.

Biſtorte.

Brione, ou Couleuvrée.

Blette blanche.

Blette rouge.

Brione à bayes noires.

Buis, arbre.

Buis nain à parterre.

Bugloſe.

Buis couronné.

Bette, ou Poirée.

Benoite.

Barbe de chêvre.

Bluet.

Begonia.

Baguenaudier, arbriſſeau.

Bourſe à berger, ou Tabouret.

Bruyere, arbriſſeau.

Bardane.

Balſamine.

Baſilic.

Betterave.

Berle.

---

(13) Je ne parle ici de cette plante d'ailleurs très-commune, que pour détruire un préjugé vulgaire ſur ſa vertu, Le peuple croit qu'elle eſt échauffante & n'oſe la donner s'il s'agit de rafraîchir, ou la donne ſouvent dans l'intention d'exciter la ſueur, tandis que, de toutes les plantes connues, aucune par l'analiſe ne fournit une auſſi grande quantité de ſel de nitre.

Barbe de bouc or-
   dinaire.

Boucage.

Bouquetine à fleurs
   rouges.

Bouquetine petite.

Bouillon blanc.

C.

Capillaire, ou Adi-
   ante.

Ceterac.

Canne, ou Roseau.

Cabaret.

Choux rouge (14).

Choux milan.

Choux pommé.

Choux-rave.

Choux-fleurs.

Choux brocoli.

Campane jaune.

Calamant.

Calamant poivré.

Campanule à fleurs
   blanches, grande.

Campanule à fleurs
   blanches, petite.

Centaurée grande.

Centaurée petite.

Chelone.

Clandestine.

Clinopode.

Colchique.

Corne de cerf cul-
   tivée.

---

(14) Plante excellente contre certaines affections
de poitrine, que l'on a tort de ne pas cultiver dans
nos jardins & dont le sirop a de très-bons succès
dans les rhumes.

D 3

Corne de cerf sau-
vage.
Croisette.
Concombre.
Calebasse, ou cour-
ge.
Cuscute.
Cinoglosse,
Cakile.
Cardamine.
Chélidoine grande,
Chélidoine petite.
Circée.
Couronne impériale.
Chardon à bonne-
tier (15).

Chardon étoilé.
Chardon roland.
Chardon bénit.
Chardon aux ânes.
Chardon commun.
Champignon de plu-
sieurs especes.
Catananée.
Caucalis.
Cerfeuil ordinaire.
Cerfeuil musqué.
Camomille ordinai-
re.
Camomille romaine
Camomille puante.
Condrille.

---

(15) On sait combien cette espece de chardon est
utile pour les manufactures d'étoffes en laine ; elle
réussissoit très-bien dans notre pays ; pourquoi ne pas
l'y cultiver dans nos landes, dans les terreins arides
& qui ne sont pas propres à la culture des bleds :
L'exportation qu'on en feroit, dédommageroit bien le
cultivateur des frais que pourroit lui causer sa culture.

Chryfantemum.

Chryfantemoides.

Chicorée fauvage.

Chicorée amère.

Chicorée douce.

Cigue grande.

Cigue petite.

Cicutaire.

Cirfium.

Catapuce.

Conyfe.

Conyzoide.

Coriandre.

Chanvre fauvage, ou Eupatoire.

Chanvre cultivé.

Chévre-feuille, ar-briffeau.

Charme, arbre.

Chataignier, arbre.

Cédre, arbre.

Cérifier, arbre de plufieurs efpeces.

Ceratoides.

Chamœcerafus, ar-briffeau.

Cifte mâle, arbrif-feau

Cifte femelle, arbif-feau.

Clématite.

Cornouiller fauva-ge, arbre.

Coudrier, ou Noi-fettier, arbriffeau.

Coignaffier, arbre.

Cytife, arbufte.

Carotte.

Champignon de plu-fieurs efpeces.

Caille-lait à fleurs blanches.

Caille-lait à fleurs jaunes.

Chervi.

Chiendent ordinaire.

D 4

Chiendent pied de poule.

Chiendent argenté.

Corneille, ou Chaſ-ſe boſſe.

Creſſon des jardins.

Creſſon de fontaine.

Canneberge.

Chêne-blanc.

Chêne-verd.

Crapaudine.

Chamarras, ou Ger-mandréed'eau.

Dierville, arbriſſeau.

Digitale.

Dodartia.

Dracocephalon.

Damaſoinum.

Dentaire de quatre eſpeces.

Dent de lion.

Doronic.

Double-feuille , de deux eſpeces.

Doucette.

Douce-amère (16).

D.

Dompte-venin.

E.

Érable, arbre.

---

(16) Cette plante qui a été à la mode, (car la Médecine a auſſi les ſiennes), vantée pour la gué-riſon aſſurée de pluſieurs maladies, conſeillée dans tous les cas, eſt enfin tombée en diſcrédit ; parce que malheureuſement elle n'a pas produit tous les ef-fets qu'on lui attribuoit , ni dans tous les cas pour leſquels on la pronoit.

Eupatoire femelle bâtarde.

Eupatoire.

Épine-vinette , ar-
brisseau.

Estragon.

Épine blanche.

Echioides.

Eglantier.

Eufraise.

Ephemerum.

Epimedium.

Echinophora.

Ellebore noir , pied
de Griffon.

Ellebore noir à fleurs
roses.

Ellebore noir à fleurs
vertes & blan-
ches.

Ellebore blanc.

Elleborine.

Ecuelle d'eau.

Epinard.

F.

Foin.

Fustet , arbrisseau.

Ficoides.

Fabago.

Filipendule.

Flammule.

Fontalis.

Fraisier.

Frittillaire.

Farfarelle.

Fer de cheval.

Fenouil.

Fénu-grec.

Fumeterre.

Fumeterre bulbeu-
se.

Figuier , arbre.

Filicule.

Flêche d'eau.

Fougere mâle (17).

Fougere femelle.

Frêne, arbre.

Fufain.

Framboifier, arbrif-
feau.

G.

Guimauve fauffe.

Grateron, ou Rie-
ble.

Germandrée, ou pe-
tit chêne.

Gentiane.

Gentianette.

Garidelle.

Glayeul, deux ef-
peces.

Glayeul puant, ou
Efpatule.

Geum.

Galega.

Globulaire, ou Bou-
lette.

Gnaphalodes.

Gnadelia.

Genêt, arbriffeau.

Genifta fpartium.

Génévrier, arbre.

Génévrier, arbrif-
feau.

Grémil.

Grofeiller épineux,

---

(17) La racine de cette plante eft le fameux &
vrai fpécifique contre le ver folitaire. Le fecret &
la méthode de donner ce remede, furent achetés en
1775, par le Roi de France régnant, de Madame
Nouffer qui le poffédoit; l'un & l'autre ont été rendus
publics par ordre du Gouvernement.

sauvage , arbrif-
feau.

Grofeiller des jar-
dins , Ribes.

Grofeiller à baies
noires , Caffis.

Geffe.

Gaude , ou herbe
jaune.

Garance grande &
petite (18).

Genêt piquant.

Genêt blanc.

Guy.

Glouteron petit.

Grenadier à fleurs ,
arbriffeau.

Genêt d'Efpagne.

Garou.

Gratiole.

Graffette.

H.

Hémionite.

Houx grand & petit.

Herbe aux mittes.

Herbe aux chats, ou
Cataire.

Herbe de St. Antoi-
ne.

Herbe de St. Crif-
tophle.

Herbe aux cuillers.

Herbe aux viperes ,
ou Viperine.

---

(18) On pourroit adopter la même idée fur la culture
de cette plante pour la teinture , que celle qui a été pro-
pofée ci-devant pour le Chardon bonnetier, rélativement
aux manufactures de laine. Tout le monde fait affez de
quelle utilité eft la racine de Garance pour les teinturiers.

Herbe à coton.

Hêtre, ou Fau, ar-
bre.

Herbe au lait.

Herbe à Robert, ou
bec de Grue.

Herbe blanche.

Hæmanthuis.

Héliotrope, ou her-
be aux verrues.

Héliotrope , ou
Tournefol.

Hydrophylum.

Hypocifte.

Hyfope.

Herbe d'or, ou Hé-
lianthéme.

Hermania.

Herbe à l'épervier.

Herniole , ou Tur-
quette.

Hippuris.

Hépatique des bois.

Hépatique commu-
ne.

Houblon.

Herbe rouge , ou
Bled de vache.

Haricot ordinaire.

Herbe maure , ou
Refeda.

Herbe aux goutteux.

J.

Jonc odorant.

Jonc fleuri.

Julienne.

Immortelle dorée ,
ou Amaranthe
jaune.

Jacinthe des bois.

Jacinthe tubéreufe.

Jacinthe des jardins.

Jufquiame blanche.

Jufquiame noire.

Jalap, ou belle de nuit.

Iris.

Iris flambe-blanche.

Ivette.

Jonthlaſpi.

Jonc faux, ou Tri-glochin.

Jonc aigu.

Jonc piquant.

Jonc commun.

Jacée.

Jacobée.

Impératoire, ou Au-truche.

Jaſmin, arbriſſeau.

Jonquille à grandes fleurs.

Jonquille à petites fleurs.

Jonquille à fleurs doubles.

Jonc d'eau.

Joubarbe grande.

Joubarbe, trique-Madame.

If.

L.

Liſeron grand & pe-tit.

Laurier-roſe, arbriſ-ſeau.

Lierre, arbriſſeau.

Lierre terreſtre.

Lavande.

Lavatere.

Lenticulaire.

Lys aſphodele.

Lys des vallées.

Linaire.

Lunaire, ou Bulbo-nach.

Lys de St. Bruno.

Lys jacinthe.

Lys narciffe, ou Colchique jaune.
Lys des jardins.
Lin fauvage.
Lin cultivé.
Laitue cultivée.
Laitue fauvage.
Lampfane.
Lentille ordinaire.
Lentille groffe.
Lentille d'eau.
Lupin.
Liveche.
Laurier franc, arbre.
Laurier alexandrin.
Laurier-thym.
Lilas à fleurs bleues, à fleurs blanches & à fleurs pourpres.
Langue de cerf.
Loukite.
Luzerne.

Langue de ferpent, ou herbe fans coutûre.
Laitron doux.
Laitron épineux.

M.

Mouron.
Muffle de veau.
Morgeline.
Morille , champignon.
Melinet.
Marronier.
Mercuriale mâle.
Mercuriale femelle.
Mercuriale fauvage, ou Choux de chien.
Millepertuis.
Marronier d'inde , arbre.

Marrube aquatique, & velouté.

Marguerite.

Meleze, arbre.

Marjolaine vulgaire.

Marjolaine petite.

Malacoides.

Mauve à fleurs rouges.

Mauve à fleurs blanches.

Mauve des bois.

Mauve frisée.

Mauve des jardins, ou Rose-fremiere.

Mauve en arbre.

Mandragore mâle.

Mandragore femelle.

Marrubiastrum.

Marrube blanc.

Marrube noir, ou Balotte.

Marrube puant.

Medium.

Melisse, ou Citronelle.

Melisse sauvage.

Melon.

Melon épineux.

Ménianthe, ou Trefle d'eau.

Menthe commune, ou Baume des jardins.

Menthe, baume sauvage.

Menthe frisée.

Menthe - menthastre.

Melisse de Moldavie.

Moluque.

Moluque épineuse.

Matricaire.

Medicago.

Mélilot à fleursblan-
   ches.

Mélilot à fleurs jau-
   nes.

Meum.

Millefeuille.

Moly grand.

Moly blanc.

Morſus diaboli.

Millet.

Mûrier noir, arbre.

Mûrier blanc, arbre.

Mouſſe.

Myrthe, arbriſſeau.

Mouron d'eau.

Morelle (19).

N.

Nombril de vénus.

Neflier, arbre.

Narciſſe.

Navet ſauvage.

Navet cultivé.

Nenuphar blanc.

Nenuphar à fleurs
   jaunes.

Nerprun, arbriſ-
   ſeau.

Nicotiane.

---

(19) Plante du genre des aſſoupiſſantes; c'eſt à raiſon de cette qualité que ſes feuilles fraiches & ap-
pliquées ſur les tumeurs cancéreuſes calment ſingu-
liérement les douleurs atroces, attachées à cette cruelle maladie, pour laquelle (je l'avoue de bonne-
foi) juſqu'à préſent la Medécine n'a point encore
découvert de remede; quoique cependant des four-
bes & des ignorans en promettent chaque jour la
guériſon.

Nez

Nez coupé.

Nid d'oiſeau.

Nielle de pluſieurs eſpeces.

Nummulaire , ou herbe aux écus.

Noiſetier , arbre.

Nymphoides.

Noyer, arbre.

O.

Oreille de Judas, eſpece de champignon.

Oreille de lievre.

Orpin , ou Fêve épaiſſe.

Oſeille longue.

Oſeille ronde.

Oſeille ſauvage.

Oignon de pluſieurs eſpeces.

Œil de bœuf.

Œillet de pluſieurs eſpeces.

Ortie morte à fleurs jaunes.

Ortie morte à fleurs blanches.

Ormin , ou Orvale des prés.

Ormin , ou Orvale des jardins.

Orge de deux eſpeces.

Ortie muſquée ou piquante.

Ortie grande.

Ortie griéche.

Ortie rouge, ou Pied de poule.

Ortie à feuille de pariétaire.

Orobanche, de deux eſpeces.

E

66

Oignon musqué.

Oreille de souris.

Obier , arbrisseau , de deux especes.

Ochrus.

Œillet d'inde.

Œnanthe.

Orchyoide.

Oreille d'ours de plusieurs especes.

Origan.

Orme , arbre.

Orme pyramidal , arbre (20).

Ornithogale.

Orobe sauvage.

Ortie romaine.

Ortie molle.

Osmonde.

Osier , arbrisseau.

P.

Pavôt épineux.

Pavôt rouge cultivé.

Pavôt rouge des champs.

Pavôt blanc.

Pavôt noir.

Pied de veau.

Pied de lion.

Pied de lion argenté.

Paquerette.

Perce-feuille.

---

(20) Arbre , dont l'écorce vantée en dernier lieu comme un spécifique contre les maladies dartreuses , est encore une charlatanerie qui heureusement , n'a pas été de longue durée , pour ceux qui étoient dans le cas d'en user.

Pain de pourceau.

Pois de merveille.

Pied d'alouette.

Pois ciche , ou Pois bécu.

Patte d'oie.

Pied d'alouette sauvage.

Pavôt cornu.

Piment royal , arbrisseau.

Passe-rage.

Passe-fleur, œillet de Dieu.

Patience , ou Parelle.

Patience rouge , ou sang de dragon.

Potiron.

Pomme de merveille.

Pommier sauvage.

Pommier cultivé ,

de plusieurs especes.

Perce-neige.

Persil de montagne,

Persil commun.

Persil frisé.

Pied d'oiseau.

Pivoine mâle.

Pivoine femelle.

Panais , ou pastenade.

Panic.

Pariétaire.

Pas d'âne, ou Tussilage.

Pétasite grand , ou Herbe aux teigneux.

Pétasite petit , ou blanc.

Piloselle.

Phellandrium , ou Meum des Alpes.

Pois.

Poireau.

Pêcher, arbre.

Perficaire ordinaire.

Perficaire brûlante.

Platane, arbre.

Plane, arbre.

Pin, arbre, de plufieurs efpeces.

Polipode.

Perpétuelle.

Peuplier blanc, arbre

Peuplier noir, arbre.

Peuplier d'Italie.

Prunier cultivé, de plufieurs efpeces.

Prunier fauvage, arbre.

Prunier fauvage, arbriffeau.

Peuplier - tremble, arbre.

Poirier, arbre, de plufieurs efpeces.

Politric capillaire.

Pimprenelle (21).

Plantain ordinaire.

Plantain moyen.

---

(21) Plante très-bonne pour le pâturage, dont les vaches fur-tout font très-friandes & qui leur procure une plus grande abondance de lait que bien d'autres : Comme elle poffède, à un degré affez décidé, la qualité d'être vulnéraire & légérement aftringente ; il conviendroit de nourrir, fur-tout autant qu'on le pourroit, avec cette plante les animaux dont on fait prendre le lait aux malades attaqués d'ulceres au poumon ou dans quelques autres vifceres, pour lui donner, autant qu'il feroit poffible, une propriété analogue à la nature de la maladie.

Plantain étroit.

Pommes de terre rouges & blanches.

Pervenche grande.

Pervenche petite.

Pied de chat.

Primevére.

Pulmonaire à feuilles larges.

Pulmonaire à feuilles étroites.

Pulmonaire de chêne.

Prêle.

Polium blanc.

Polium jaune.

Q.

Queue de cheval, de deux efpeces.

Quinte-feuille.

R.

Roquette cultivée.

Roquette fauvage.

Roquette-chenille.

Roquette des murs.

Reglifle.

Rue fauvage.

Raifin de renard.

Renouée, ou centinode.

Renouée argentée.

Raifort fauvage.

Raifort cultivé.

Raifin d'ours, ou Bufferole, arbrifeau.

Renoncule des fleuriftes.

Renoncule des prés, de plufieurs efpeces.

E ı

Rave.

Rave fauvage.

Raveſſe.

Ray-gras, ou Fro-
mental.

Raifort grand, ou
Cram.

Raiponce, de plu-
ſieurs eſpeces.

Reine des prés.

Rhubarbe des moi-
nes, ou Rapon-
tic.

Radis.

Romarin, arbriſ-
ſeau.

Ricin (22).

Ronce, arbriſſeau.

Roſier, arbriſſeau,
de pluſieurs eſ-
peces.

Roſe de Jérico, ar-
briſſeau.

Rue, arbriſſeau.

Rubeola.

Rue des chêvres.

Ruban d'eau.

Roſeau grand & pe-
tit.

Renoncule d'eau.

S.

Sanicle.

---

(22) On tire de cette plante une huile qui eſt un
purgatif des plus actifs & qui, par cette raiſon,
chaſſe quelquefois le ver ſolitaire, mais que l'on ne
doit pas cependant regarder comme un ſpécifique contre cet inſecte ; on la donne volontiers aujourd'hui
dans ce cas après avoir pris la poudre de fougere pour
cette maladie.

Sapin , arbre.

Sycomore faux , arbre.

Saxifrage dorée.

Safran.

Sabot , ou Soulier de notre Dame.

Souci.

Souci des marais.

Souchet.

Serpentaire.

Sené fauvage , arbriffeau.

Spargelle.

Sain-foin.

Souci de jardin.

Solanum , pomme d'amour.

Safran bâtard.

Satyrion à feuilles étroites.

Satyrion à feuilles larges.

Superbe.

Sceau de notre Dame , ou Racine vierge.

Sumach.

Sabine.

Sauge grande.

Sauge petite.

Sureau , arbre & arbriffeau.

Santoline , ou Garde-robe.

Saponaire.

Sarriette , ou Savorée.

Scabieufe des prés.

Sauge fauvage , ou des bois.

Scrophulaire grande & petite.

Seigle de deux efpeces.

Seneçon.

Serpolet.

Saule , arbre.

Scabieufe des jardins.

Sauve-vie.

Sceau de Salomon.

Sarrazin , ou Blénoir.

Serfifi cultivé.

Serfifi fauvage.

Salade des chanoines , ou Poule graffe.

Saule-marteau , arbre.

Salicaire.

Sairette.

Spirœa , arbufte.

T.

Thlafpi des montagnes.

Toute bonne , ou Orvale.

Toque.

Tournefol.

Treffle fauvage jaune , ou Lotier.

Troëne , arbriffeau.

Tagete , ou œillet d'inde.

Tamaris , arbriffeau.

Tanaifie.

Telephium.

Therebinte.

Truffe noire.

Thalictrum.

Tapfie , ou Turbith bâtard.

Thora.

Thym à feuilles larges & à feuilles étroites.

Tymbre.

Thyffelinum.

Tilleul , arbre.

Tithymale , de plu-
fieurs efpeces.

Tormentille.

Tulipe , de plufieurs
efpeces.

Tribule aquatique.

Tribule terreftre.

Treffle des prés.

Treffle d'eau.

Tremble , arbre.

V.

Vélar , ou Tortelle.

Violier giroflée.

Veffe de loup.

Vefce.

Ufnée plante.

Valériane grande &
petite.

Valériane aquati-
que.

Verveine.

Verbefine.

Verge d'or.

Véronique mâle.

Véronique des bois.

Verne , ou Bouleau,
arbre.

Viorne , arbre.

Violette de trois ef-
peces.

Vipérine ferpentai-
re.

Vigne roüge & blan-
che.

Vulnéraire des pay-
fans.

Vulvaria.

Unifolium.

Y.

Yéble.

Yvraie.

Yvraie fauvage.

La situation de la Ville de Chambery, quoique bâtie, comme je l'ai dit ci-deſſus, dans une vallée qui étoit anciennement marécageuſe par la ſtagnation ſur-tout des eaux qui s'épanchoient dans les débordemens des deux rivieres de Laiſſe & de l'Albane : Cette ſituation, dis-je, eſt cependant des plus ſaines ; le nombre des habitans, en y comprenant ceux des fauxbourgs, eſt de 13 à 14 mille ; il y a des auteurs qui prétendent qu'elle en contenoit autrefois 20 mille. Les maiſons ſont fort élevées, mal conſtruites, pour la plupart mal aërées, peu commodes, & ont communément trois & quelques-unes quatre étages. Les latrines y ſont généralement, mal placées & donnent, dans preſque toutes, de l'odeur ; inconvénient auquel il ſeroit fort aiſé de remédier, la Ville étant preſque entiérement bâtie ſur l'eau. Les rues dont la plupart ont leur direction de l'eſt à l'oueſt, ſont étroites & *point*

du tout entretenues dans l'état de propreté dont elles feroient fufceptibles ;
les vents de nord & d'oueft qui regnent
le plus fouvent à Chambery , combat-
tent l'humidité & le mauvais air qu'y
peut caufer cette mal-propreté. Les allées
des différentes maifons fur-tout celles qui
traverfent d'une rue à l'autre (dont le
nombre eft très-grand) , font , pour l'ordinaire , remplies d'ordures , & prefque
le feul endroit où les gens du peuple &
en boutique puiffent dépofer leurs excrê-
mens : Cependant il y a certainement
peu de Villes qu'il fut plus aifé de tenir dans une très-grande propreté , ainfi
que je l'ai fait voir dans un Mémoire
imprimé à ce fujet & adreffé aux Ma-
giftrats Municipaux chargés de la Police , dans lequel je m'élevois en même
tems , contre la maxime pernicieufe d'en-
terrer dans les églifes. Les inhumations y
font cependant moins communes aujour-
d'hui , puifque , fur le nombre de celles où

l'on enterroit jadis , on n'en compte plus
que trois dans toute l'enceinte de la Ville
où l'on ait encore confervé cet abus.
Malgré toutes ces caufes qui ne laiffent pas de concourir aufli à augmenter le nombre des malades dans Chambery , je n'y ai cependant jamais vû ,
depuis 23 ans que j'y exerce la Médecine , qu'une épidémie de fiévres putrides , arrivée en 1772 , & deux épidémies de petite-vérole , qui les unes &
les autres furent affez meurtrieres : Cette
derniere maladie , ainfi que la rougeole ne
paroiffent jamais dans le pays qu'à des pé-
riodes de 8 à 9 ans , & font ordinairement
pour lors épidémiques. L'inoculation eft
peu pratiquée chez nous , foit à caufe que
cette méthode tient encore beaucoup au
préjugé , foit , peut-être aufli , parce que
cette maladie fait ordinairement peu de
ravages dans notre climat ; je ne pourrois pas citer plus de vingt inoculations
dans la Ville , qui cependant ont toutes eu

le plus grand fuccès ; le climat étant excellent & des plus favorables à cette pratique.

Quoique j'aie dit ci-deffus que les épidémies étoient rares à Chambery ; fes habitans ne furent cependant pas exempts du rhume épidémique qui parcourut, il y a quelques années, toute l'Europe, & auquel chaque pays où il regna, donna fon nom : Ce rhume n'y fut pas, à proprement parler, funefte, comme dans plufieurs endroits, à ceux qui en furent attaqués ; cependant j'obfervai que quelques perfonnes perirent phtyfiques, des fuites de cette épidémie ; il fe forma des engorgemens lymphatiques qui pafferent fourdement en fuppuration dans le poumon de ceux qui fe trouverent avoir la poitrine foible & délicate, particuliérement parmi les femmes & furtout chez ceux qui négligeant ce rhume voulurent, pour ainfi dire, le braver.

La connoiffance du climat & des ef-

fets qu'il produit , doit fans doute contribuer à rendre la pratique de la Médecine sûre & avantageufe. Les actions
réunies & combinées du foleil & de la
lune, de l'air , de l'eau & du fol, mo-
difient non feulement le tempérament,
le caractere , mais encore , & bien
plus fpécialement , les difpofitions &
les maladies. Le logement , la nourriture , le genre de vie & les occupations
concourent auffi à la formation du tempérament & à fubordonner plus ftric-
tement nos maladies à l'action des caufes qui fe développent dans une Ville ,
& à celle de la vie qu'on y mene.
D'après toutes ces confidérations j'ai obfervé que la conftitution des naturels
du pays eft forte & vigoureufe ; la
température de l'air généralement fec &
doux , contribue beaucoup à la bonté
de leur tempérament. Les hommes y
font bien faits & d'une ftature communément au deffus de la moyenne , &

plutôt bruns que blonds : Les femmes y
font agréables, très-aimables, d'une jolie
figure & ont fur-tout le teint très-beau ;
cette beauté de leur teint devenue héréditaire, eft un effet de l'air & de la
bonté des eaux ; car il eft d'expérience
que les étrangers qui féjournent à Chambery, changent de coloris & quittent
au bout de quelque tems, le teint brun
qu'ils avoient apporté, pour en prendre
un approchant de celui des habitans.
Les femmes ont la poitrine large, le
fein beau, & il eft peu de pays, où,
à cet égard, les meres puiffent & doivent mieux allaiter leurs enfans que
dans le nôtre. L'age de puberté chez
les garçons eft communément à 15
ou 16 ans, & les filles ne font pas
en général reglées à 14, quoique cependant elles ceffent déjà de l'être à 44
ou 45 & quelquefois même à 40 ans; elles
ont le baffin large & bien conformé; elles
font peu fujettes aux fauffes couches ;

& moins encore depuis qu'à force de repréſentations de la part des Médecins, on eſt venu à bout de perſuader aux peres & meres de proſcrire l'uſage des corps à baleine de l'habillement de leurs filles. Les accouchemens ſe font par des ſages-femmes, la plupart très-ignorantes, qui n'ont qu'une eſpece de routine & qui ne ſavent plus où elles en ſont, dès qu'il ſe préſente le plus petit obſtacle ; alors ſeulement on fait appeller les gens de l'art, qui bien ſouvent ne peuvent remédier aux fautes & à la négligence de ces matrones : Il n'y a même pas long-tems que nos femmes n'auroient pas ſouffert qu'un accoucheur les eût approché, & que ſouvent elles périſſoient par une eſpece de pudeur très-déplacée. Le ſexe a en général les dents belles, bien rangées & l'haleine douce; on voit auſſi beaucoup plus de brunes que de blondes. J'ai eu lieu d'obſerver que les pâles-couleurs étoient encore

core affez communes chez nos filles ; L'ufage trop fréquent du lait fur-tout avec le caffé , déjeûner ordinaire du fexe à Chambery & pour lequel il a beaucoup de goût ; cet ufage, dis-je , joint à la vie fédentaire qu'elles font , par leur état , obligées de garder , m'a paru être la caufe de cette maladie. Je ne faurois donner un meilleur confeil aux jeunes filles qui font dans ce cas , que celui de la danfe & la privation du lait ; en réuniffant l'exercice au plaifir, la danfe deviendroit le correctif par excellence de cette vie monotone , l'antidote & le préfervatif de cet état de langueur très-ordinaire à cette époque où la nature, foible chez ces individus travaille à fon grand ouvrage.

Il nait communément plus de filles que de garçons à Chambery , & il périt auffi beaucoup moins de celles-là que de ceux-ci pendant le tems du nourriffage jufqu'à celui du fevrage , d'où il

F

résulte que l'un des sexes y est plus nombreux que l'autre. D'après les conseils des Médecins, on ne soumet plus autant les nouveaux nés au maillot & on ne les serre plus avec des bandes, comme on le faisoit autrefois ; on les tient aujourd'hui beaucoup plus à l'aise dans leur berceau. Les meres de la Ville n'ont pas encore pu jusqu'ici s'habituer à allaiter leurs enfans ; ce soin est encore malheureusement confié aux femmes de la campagne, où plusieurs de ces nourrissons meurent de convulsions, sans qu'on puisse leur porter aucun secours à cause de l'éloignement, souvent aussi par les mauvaises manœuvres que ces sortes de femmes mettent presque toujours en usage. Chacun choisit (ou plutôt ne choisit pas) ces sortes de nourrices en raison de ses moyens ou des circonstances ; le plus souvent sans aucun examen sur leur physique, moins encore sur leur moral, tandis qu'un bon choix dans ce cas échappe, même

quelquefois aux lumieres & à la vigi-
lance d'un Médecin honnête. De combien de maux cependant n'eſt pas entouré un enfant livré avec autant d'indifférence à des mains mercénaires ; &
quel exemple bien inſtructif & bien con-
forme à l'ordre naturel, ne nous donnent
pas dans cette occaſion les animaux qui ne
ſouffrent pas ſeulement, quand ils allaitent
leurs petits , que nul autre animal les
approche ?

On ſevre en général les enfans fort
tard ; auſſi reviennent-ils preſque tous
de leur nourriſſage , avec un ventre
gros , dur & farci de mauvais ſucs
dont tous les viſceres ſont engorgés : Le
petit nombre de ceux que l'on ne retire
pas des mains de leurs nourrices dans
cet état , en rapportent des boutons de
gale à la tête & derriere les oreilles ,
ou quelques autres éruptions à-peu-près
de même nature ſur le viſage ; l'uſage de la
bouillie n'eſt cependant pas commun

dans le pays , mais il eſt remplacé par celui des ſoupes mitonnées , copieuſes , & par des œufs brouillés avec du beurre ; c'eſt ce qui m'a toujours fait penſer que la cauſe de ces éruptions , ainſi que celle de la groſſeur du ventre étoient chez eux une nourriture trop abondante & trop remplie de ſucs ; ajoutez à cette cauſe , l'habitude qu'ont les nourrices de la campagne de boire un peu trop de vin , le plus ſouvent de mauvaiſe qualité , & de ſe nourrir preſque toujours d'alimens qui par leur nature tournent facilement à l'acidité : Les purgatifs réitérés , alliés aux vermifuges mercuriaux les débaraſſent de la groſſeur du ventre ; & les fondans ſavoneux , avec une légere eau de racine de ſquine les guériſſent de toutes ces éruptions.

Les enfans nouveaux nés ſont aſſez ſujets dans les deux ou trois premiers mois de leur vie à une maladie communément appelée *malet* dans le pays, mais, qui n'eſt autre choſe que des *cri-nons*(23), quoiqu'on la croie vulgairement ici cauſée par de petits poils, qui, à ce que diſent les bonnes femmes veulent ſortir, à travers la peau, le long de l'épine du dos & dans la région lombaire : La difficulté qu'éprouve la la ſortie de ces prétendus poils, occaſionne, ſuivant le préjugé du vulgaire cette maladie; & le ſeul remede qu'employent les nourrices de la campagne & celles de la Ville, conſiſte à frotter l'enfant, le long du dos avec une couenne de lard, pour donner, dit-ent-elles, iſſue aux poils qui paroiſſent, & qui, d'après leur idée, cauſent aux enfans les douleurs & les convulſions auxquelles, malgré leur ſpécifique, ils

_____

(23) Les crinons ſont de petits vers capillaires ou filiformes qui naiſſent ſous l'épiderme & occupent ordinairement les parties muſculeuſes du dos, des épaules, du gras des cuiſſes, de la jambe & du bras; la figure de ces vers, vûs au microſcope, eſt hideuſe.

succombent souvent ; elles se servent aussi quelquefois d'huile qu'elles emploient en frictions ; & comme les crinons périssent plus certainement par ce dernier moyen, qui les fait périr en bouchant leurs trachées il arrive par-là que les matrones, sans se douter de la maniere dont agit le remede, délivrent ces pauvres petits individus, de tous les symptômes attachés à cette affection vermineuse. Le nouage est une maladie peu commune parmi nos enfans, on n'en voit pas beaucoup de bossus ni de boiteux ; mais les croutes de lait sont la maladie que l'on observe assez souvent, ainsi que des coliques occasionnées par la trop grande quantité de lait qu'ont l'habitude de leur donner les nourrices, & que je regarde comme la cause la plus fréquente de leurs maladies & de leur mort à cette période de leur vie.

Depuis l'âge de trois ou quatre ans, les enfans sont exposés à peu de maux, excepté la petite-vérole & la rougeole , qui, comme je l'ai dit ci-devant , ne font pas bien meurtrieres dans ce pays : J'ai encore obfervé qu'à cet âge ils font af-fez fujets aux boutons de cette efpece de gale qui furvient à la tête , particu-liérement ceux qui ont été malades pendant le tems de la lactation , & qui rapportent de leur nourriffage cette groffeur du bas-ventre , occafionnée par l'empâtement des vifceres ; d'après un préjugé des plus dangereux , les me-res ont la coutume dans cette circonf-tance de tenir trop chaudement la tête de leurs enfans , & n'ofant couper leurs cheveux occafionnent un reflux de cette humeur , tantôt fur les yeux , tantôt fur les levres , le nez & quelquefois fur les glandes du col ; par cette pratique vicieufe on empêche que l'humeur de la gale ne fe porte librement à la circon-férence & en arrêtant même l'infenfible tranfpiration de cette partie , on caufe

F 4

cette métaftafe. Un moyen bien fimple pour s'oppofer à la rétroceffion de la gale & parer à fes fuites, eft le confeil que j'ai donné à plufieurs meres de couper les cheveux tout autour des boutons dès qu'ils commencent à paroître & de les mettre à découvert de crainte que les cheveux & la fanie que donnent ces boutons, ne forment une efpece de calotte galeufe qui parvient au point de couvrir dans la fuite tout le cuir chevelu. J'ai eu beaucoup de peine à perfuader les peres & meres fur ce point & à leur faire adopter cette méthode ; mais l'expérience en ayant convaincu quelques uns, j'ai tout lieu d'efpérer que les autres ne fe refuferont pas à la clarté de fon flambeau. Nos enfans font forts, robuftes & le deviendroient encore d'avantage, fi on ne leur donnoit pas une éducation morale & littéraire trop précoces & s'ils n'étoient pas le plus fouvent entaffés dans des penfions très-nombreuſes : C'eſt-là , ſans contre-dit , la cauſe occaſionnelle qui a rendu la maſturbation auſſi fréquente parmi notre jeuneſſe & généralement partout ; vice ſur lequel , de quelle maniere qu'on l'enviſage , le gouvernement devroit veiller dans ces ſortes de maiſons avec le ſoin le plus ſcrupuleux.

Les habitans ſont en général de gros mangeurs & de bons buveurs, & ces deux cauſes ſont , à mon avis , celles qui produiſent la plupart de leurs ma-ladies , particuliérement les chroni-ques ; ils ſe font aſſez vieux & com-munément ils vont de 80 à 90 ans ; il m'a paru même avoir obſervé que les femmes parvenoient à un âge plus a-vancé que les hommes. Les habitans ſont gais & enjoués ; j'ai cependant remarqué, depuis quelques années , que cette gaité & cet enjouement avoient ſenſiblement di-minués. L'augmentation du luxe & une circulation de numéraire beaucoup moindre fans que l'induſtrie fe foit trop accrue, me paroiſſent être les cauſes qui ont influé fur ce point du caractere national. L'oiſiveté & ce même luxe vaniteux & dépenſier, vices ordinaires des petites Villes, fe font preſque généralement emparé de toutes les conditions ; les ouvriers de la Ville & les payſans de la campagne font conféquemment naturellement pareſſeux & n'aiment pas beaucoup le travail ; auſſi la miſere eſt-elle le partage de la plupart. Les paſſions douces font aſſez l'apanage de nos citoyens, furtout ce penchant naturel qui porte réciproquement un fexe vers l'autre ; une population fort nombreuſe en eſt un garant non équivoque. Les mœurs en conféquence y font généralement très-honnêtes tant parmi les habitans de la Ville, que chez ceux de la campagne, & c'eſt à la douceur du Gouvernement fous lequel nous vivons que nous en fom-

mes , en partie , redevables. Les Sa-
voyards font de bons foldats , fort attachés à leur Prince & à leur Patrie ;
leur bonne foi , leur franchife & fur-
tout leur fidélité font , à jufte titre ,
affez connues en France & dans les autres pays. Les meurtres , les affaffinats
& autres crimes atroces font très-rares ;
on y eft même peu querelleur , mais
l'entêtement m'a paru , entre les vices
nationaux , être le dominant : On y eft
fort charitable , & la multitude des
mendians eft , en même tems , une des
caufes qui déterminant les riches à faire
beaucoup d'aumônes , favorife auffi la
fainéantife ; cependant, comme on a éta-
bli , depuis peu , deux Manufactures dans
la Ville ; l'une où l'on fabrique des bas
& des bonnets de laine , l'autre où l'on
file du cotton ; plufieurs mendians &
autres miférables du peuple ont été re-
cueillis pour fervir aux différens travaux
de ces Manufactures ; ce qui donne l'ef-

pérance de voir diminuer de jour en jour, le nombre de ces malheureux & proportionnellement celui de leurs maux phyſiques.

Nous tirons de France & principale-ment de Lyon, tout ce qui concerne nos habillemens & particuliérement nos mo-des. Le peuple, les ouvriers & les pauvres gens ſont habillés cheznous, à-peu-près du même coſtume que dans toutes les Villes; il n'y a que les payſans qui ſoient vêtus en hiver d'un gros drap de laine que leur fournit la toiſon de leur brébis, & qui eſt fabriqué dans le pays : Leur habil-lement pour cette ſaiſon conſiſte en un habit, une veſte & un gros gilet de la même étoffe, qui croiſe ſur la poi-trine ; la culotte du même drap eſt faite à-peu-près, comme celle des ma-telots ; leurs bas ſont auſſi de laine & leurs ſouliers dont la durée eſt ordinai-rement d'un an , ont la ſemelle de l'épaiſſeur d'un bon pouce & entiérement

garnie de clous ; cet habillement eſt ,
comme on voit très-propre pour les garantir du froid ; en été ils ſont preſque
toujours jambes nues , & leur vêtement
formé à-peu-près de la même maniere
eſt fait de groſſe toile rouſſe.

J'ai déjà dit ci-devant que les productions en tout genre , abondoient
dans notre pays , & que la vie animale
y étoit excellente. En effet les alimens
y ſont en général de très-bonne qualité;
le pain eſt léger & de bon goût ; on y
ajoute du ſel en le pétriſſant , ce qui
le rendant encore plus ſavoureux , en
facilite la digeſtion : Les étrangers ſont
d'abord affectés & ſurpris de ce goût
légérement ſalé , mais ils s'y accoutu-
ment aiſément au bout de quelques
jours , le trouvent bon & le mangent
avec plaiſir. La livre du pain blanc
coute communément de deux ſols à
deux ſols & demi ; celle du pain bis ,
dont la compoſition ne différe du pre-

mier qu'en ce qu'on n'emploit pas la plus belle farine, ne coûte environ qu'un fol & demi ; & le gros pain, à la farine duquel on laiffe tout le fon, fe vend un fol la livre. Il n'y a que le peuple, les artifans & les pauvres qui mangent de ce dernier ; les gens aifés fe nourriffent de l'une ou de l'autre des deux premieres efpeces ; & chez plufieurs particuliers on fait encore, comme on le faifoit jadis, le pain à la maifon ; ce n'eft pas le moins bon, puifque plufieurs perfonnes le préférent à celui que font les boulangers : Les habitans de la campagne compofent le leur avec l'orge & l'avoine, ou avec le feigle feul, ou avec l'avoine & le bled-noir, & ce font les plus pauvres, qui le font de cette derniere maniere ; quelques-uns enfin mêlent du feigle avec l'un ou l'autre de ces différens grains.

La viande de bœuf, de veau, de mouton & la volaille font les alimens dont on se nourrit le plus communément; la chair du mouton y est sur-tout excellente ; celle de bœuf y est maigre & peu succulente ; les bœufs gras & jeunes passent en France & en Piémont. La livre de la viande se vend de trois à quatre sols, & la modicité de son prix, fait que le peuple peut encore en manger ; cependant sa nourriture principale consiste en légumes, en pommes de terre sur-tout & en laitage ; comme le beurre y est très-bon & très abondant, il sert aussi d'aliment non seulement comme tel, mais encore dans presque tous les apprêts de viande & de jardinage, ainsi que le fromage dont on fait un très-grand usage ; le beurre est encore employé dans toutes les fritures ; il n'y a que le bas-peuple qui le remplace par l'huile de noix, pour cette sorte de mets. On se nourrit aussi beaucoup de poisson ; puisque, outre celui qui se trouve dans nos rivieres, *le lac du Bour-*

get qui n'eft éloigné de la Ville que de deux lieues, nous en fournit de l'excellent, & en très-grande abondance : La Truite, la Perche, l'Umble-Chevalier, le Brochet, la Lotte, l'Anguille, la Carpe, la Tanche & le Lavaret, (efpéce de poiffon qui ne fe trouve que dans ce lac), font ceux qu'on y pêche ordinairement, fans y comprendre encore une infinité d'autres poiffons communs, & d'un prix bien au deffous de ceux dont je viens de parler.

Le bas-peuple & les ouvriers avoient généralement autrefois l'habitude de déjeuner avec du vin ; plufieurs même bûvoient de l'eau-de-vie commune avant de fe mettre à l'ouvrage ; mais foit que le goût ait changé, ou que l'économie ait été le motif de ce changement, cette claffe d'habitans ne déjeûne plus depuis quelques années, qu'avec du caffé au lait dans lequel ils mettent beaucoup de pain ; ils ont fans doute *cal-culé*

culé que ce genre d'aliment réuniſſoit à l'avantage d'être moins couteux, celui de les nourrir beaucoup mieux , & d'y trouver en même tems une nourriture appétiſſante dont toute la petite famille ſe trouve bien. Cependant j'ai eu lieu d'obſerver depuis lors que , par ce changement dans ſon régime de vivre , cette claſſe du peuple étoit beaucoup moins ſujette aux maladies inflamatoires , mais bien plus aux putrides & à celles d'engorgement.

Le vin eſt la boiſſon ordinaire des différentes claſſes des habitans de la Ville. J'ai fait remarquer ci-devant que nous avons cette denrée en abondance , de bonne qualité & ordinairement à bon marché. Il paroîtra peut-être ſurprenant à ceux qui ne connoiſſent pas la Savoye , dont le climat paſſe communément pour être froid , & le pays pour être hériſſé de montagnes , produiſent des vins auſſi bons, auſſi délicats &

G

en fi grande abondance ; mais il eft conftant qu'à cet égard nous pouvons & devons même nous paffer de l'importation des vins étrangers.

L'ufage du caffé à l'eau & au lait, ainfi que celui des liqueurs fpiritueufes, y font encore très-communs ; auffi le nombre des caffés dans la Ville s'y eft-il de beaucoup trop multiplié depuis quelques années.

Je viens d'indiquer à-peu-près les divers genres d'alimens dont fe nourriffent les différentes claffes des habitans de Chambery ainfi que ceux de la campagne, & quel eft en général leur maniere de vivre : J'ai fait une ébauche de leur caractere & de leurs mœurs ; j'ai pareillement décrit comment fe nourriffoient les ouvriers & les pauvres, & à quels travaux ils étoient employés ; il me refte à parler des maladies auxquelles les uns & les autres font particuliérement fujets, de celles que j'ai obfervé être les *plus* meurtrieres , & des reſſources que leur fournit la Ville pour le ſoulagement de leurs maux ; me reſervant d'ailleurs de traiter en général des maladies qui regnent le plus communément dans la Ville.

Il y a trois hôpitaux dans Chambery ; l'Hôtel-Dieu , l'Hôpital de la Charité & celui des Incurables dans lequel l'on retire auſſi les fous : Ces trois hôpitaux ſont placés hors des murs de la Ville.

L'Hôpital de la Charité eſt une maiſon aſſez vaſte ; mais mal bâtie , dont les ſalles ſont peu aërées , & qui n'a d'autre avantage que d'être iſolée & ſituée ſur les bords de la riviere de *Laiſſe*, & celui de pouvoir jouir de l'air & de l'eau en toute liberté. Cet hôpital a été fondé par des dons qu'ont fait pluſieurs bienfaiteurs ; on y retire les bâtards des deux ſexes depuis l'âge de ſix ou ſept ans , ainſi que les orphelins du peuple

& des pauvres. Les premiers y font élevés jufqu'à ce qu'ils veuillent ou foient en état d'apprendre une profeffion à leur choix, & on procure même à ceux qui auroient le goût de l'étude, ou qui voudroient fe deftiner à l'état eccléfiaftique, tout ce qui pourroit favorifer leur vocation ; on occupe les uns & les autres dans la maifon, pendant cet intervalle, à des ouvrages rélatifs à leur âge & à leur fexe. Cette maifon fert encore de retraite aux perfonnes vieilles & aux pauvres de l'un & l'autre fexe, qui ne peuvent gagner dans la Ville de quoi fubfifter par leur travail. Le fervice de cet hôpital fe fait par des fœurs hofpitalieres au nombre de cinq, & les fonctions d'Aumônier y font remplies actuellement par un Chanoine de la Cathédrale. L'adminiftration en eft confiée à un Bureau compofé de Monfeigneur l'Evêque, de S. E. le premier Préfident du Sénat de Savoye de MM. l'A-

vocat Général & l'Intendant Général,
de deux Députés du Sénat, deux du
Chapitre de la Cathédrale, deux du
Conseil Municipal, du Préfet de la
Congrégation des Messieurs avec un de
ses Conseillers, & de seize autres personnes choisies dans la classe des No-
bles, des Avocats, Procureurs, Bour-
geois de la Ville, & d'un Sécrétaire.
La nourriture que l'on donne à ceux
qui sont dans cet hôpital n'est ni absolument bonne, ni absolument mau-
vaise ; & quoique les individus de cette
maison paroissent être tenus assez proprement, la gale y est cependant commune parmi eux, soit par le défaut
des soins qui pourroient en empêcher
la communication dès qu'on s'en apperçoit, soit que souvent ils l'apportent
de nourrice sans qu'on s'en doute (24).

_____

(24) A Dieu ne plaise que mon intention fut ici
de blâmer l'administration de cette maison sur aucun

Lorſqu'il y a des malades dans cet hôpital, l'Hôtel-Dieu eſt obligé, par une
tranſaction paſſée entre ces deux maiſons, de les recevoir (les Officiers de
l'hôpital exceptés), ce qui m'a fourni
l'occaſion d'obſerver conſtamment que
tous les petits garçons ont le ventre
gros, & preſque toutes les glandes en-
gorgées, ſur-tout celles du col ; que

---

objet, ni de lui imprimer un ſoupçon de négligence
ſur la ſanté des individus toujours aſſez malheureux
dès qu'ils ſont obligés d'habiter un hôpital ; mais
ma qualité de Médecin me fait un devoir ſtricte
de dire la vérité, lorſqu'il s'agit des maux phyſiques attachés à la nature humaine ; ce qu'il y a
de certain, c'eſt que les Médecins de la Ville, dont
j'étois du nombre, furent convoqués en 1766, ou
67 de la part du Bureau, pour donner une méthode
de traiter la gale dont étoient pour lors infectés
tous les enfans de cet hôpital & ſuggérer en même tems, rélativement au local de la maiſon & à
la ſalubrité des appartemens, des moyens tirés de
la Médecine, propres à empêcher la contagion de
cette maladie qui, au rapport du directeur de ſe-
maine, étoit endémique dans la maiſon & dont on
ne pouvoit pas ſe débarraſſer.

les petites filles font cacochymes, affectées de pâles couleurs, ou ne font
reglées que fort tard, & qu'en outre
les uns & les autres font très-fujets aux
affections vermineufes.

L'Hôtel-Dieu de Chambery eft une
maifon dont les premiers fonds font dûs
à la bienfaifance d'une Princeffe de Savoye, & enfuite à celle d'un Procureur
au Sénat, qui lui légua tous fes biens.
Le bâtiment de cet hôpital eft entiérement neuf, placé hors de la Ville, fur
les bords de la riviere & peu éloigné
de celui de la Charité : Il eft fitué au
nord de la Ville, de maniere que fa
façade eft expofée aux vents du fud,
& la face poftérieure à ceux du nord;
on a pratiqué une très-grande fenêtre
à balcon à chacune de fes extrémités,
qui procure & facilite dans toute la
longueur du bâtiment, d'un bout à
l'autre, un courant d'air qui, au moyen
des vents d'eft & d'oueft, fert de ven-

tilateur en renouvellant fans ceffe celui
des falles, emporte au dehors tous les
miafmes méphitiques qui s'y amaffent
& fait d'ailleurs qu'on n'y apperçoit aucune odeur. Une grande cour fermée,
& deux grands jardins potagers fur les
côtés, forment l'entrée de l'Hôtel-Dieu :
Quant à fa diftribution intérieure, le
rez de chauffée eft occupé par deux
grandes falles, l'une à droite, l'autre à
gauche de l'entrée ; elles furent, fans
doute, conftruites dans le deffein d'y
placer des lits pour des malades, mais
elles ne fervent point encore actuellement
à cet ufage, vû la modicité des reve-
nus. Une Chapelle affez vafte, la cuifine, le réfectoire des Officiers de la
maifon, la Pharmacie & fon labora-
toire, un grand emplacement deftiné à
faire couler la leffive, un cellier & plufieurs autres membres font auffi tous
placés au rez de chauffée, pour les différens ufages de l'hôpital. Sur le der-

riere de la maifon eft encore une cour
affez fpacieufe , qui borde la riviere ,
& dans laquelle on jette , des fenêtres,
les linges fales qui ont fervi aux malades , pour les mettre tout de fuite à
l'eau ; commodité des plus grandes pour
le fervice de la maifon & des plus
avantageufes pour un hôpital. Un bel
efcalier , bien aëré , fort large , à plufieurs rampes , divife la maifon prefque en deux parties égales , & conduit
au premier étage où font deux falles,
l'une deftinée aux hommes & l'autre
aux femmes ; feparées par un veftibule
dans lequel on a placé une autre petite
Chapelle entourée d'une baluftrade ; de
maniere qu'on peut entendre la meffe
des deux extrémités de chaque falle.

Les deux falles font très-fpacieufes &
les planchers en font fort élevés ; un
très-grand poële de fayance, placé dans
chaque falle eft deftiné à les échauffer
en hiver, outre une cheminée où l'on

peut encore faire du feu au befoin.
Jufqu'à préfent il n'y a qu'un rang de
lits dans chaque falle, mais leur
largeur paroit indiquer qu'elles ont été
conftruites pour y en mettre deux commodément & même trois fans beaucoup
de gêne, ce qui ne feroit cependant
pas à fouhaiter (25); les croifées font

---

(25) Il eft bien prouvé aujourd'hui que plus il
y a de malades entaffés dans nne falle, plus l'air y
devient méphitique & conféquemment dangereux;
cet air s'échauffe dans les falles par la multiplicité
des lits; il s'y corrompt & refte dans un état de
ftagnation; cette chaleur & ce défaut de mouvement
deviennent nuifibles, non feulement aux malades,
mais encore aux convalefcens; la propreté eft alors
plus difficile à entretenir dans les falles, fur-tout
lorfqu'elles renferment indiftinctement des bleffés &
des maladies internes; puifque c'eft un fait certain
que les falles, où il y a des maladies chirurgicales
exigent beaucoup plus de foins & de propreté, & à
caufe du pus & du fang qui découlent des plaies; à
raifon des appareils compofés d'onguens, d'emplâtres,
de fomentations, de cataplafmes. Les plaies par l'im-
pureté de l'air y prennent fouvent un mauvais caractere & les maladies internes fe compliquent de *plu-*

difposées fur la face antérieure , & quoiqu'il n'y en ait que de ce côté pour
les falles, elles y procurent néanmoins
beaucoup de clarté ; on a placé 18 lits dans
celle des hommes & 14 dans la falle
des femmes , outre un lit dans chacune
pour les deux domeftiques infirmiers ;
de ces trente-deux lits, 22 feulement font
fondés fuivant les réglemens de l'Hôtel-
Dieu (qu'il feroit inutile de donner ici)
pour des malades pauvres, habitans de
la Ville , & pour des étrangers malades & également fans aucune reffource;
ces derniers font même préferés dans
un cas de concurrence où il n'y auroit
qu'un feul lit de vacant fur la fondation ; les autres lits font pour y placer
des malades qui n'étant ni abfolument
pauvres , ni bien riches , peuvent payer

fieurs fymptomes dépendans de cette caufe , qui en
augmentent le danger & mettent fouvent en défaut le
praticien le plus prudent & le plus éclairé.

douze fols par jour, & à qui, pour cette modique fomme, on fournit généralement tout ce qui peut concerner la maladie & la convalefcence. Les cadres & les quenouilles des lits font en fer, garnis chacun de leur garde-paille & de leur matelas ; les rideaux font de bazin blanc en été & d'un drap bleu de laine en hiver : Une ruelle affez large regne dans toute la longueur de chaque falle, tant pour les befoins des malades, que pour la commodité du fervice ; chaque malade a fa chaife percée qui eft placée dans la ruelle, & dont il fe fert lorfqu'il ne peut aller aux latrines publiques affectées à chaque falle ; elles font vaftes, fituées au nord & fur le courant de la riviere, de maniere qu'elles ne donnent pas la moindre odeur. On ne met jamais qu'un feul malade dans chaque lit dont on change d'abord la paille & le matelas, s'il vient à mourir : L'hôpital n'eft, à la vérité, ni bien riche , ni bien grand ; cependant j'en connois peu , où les malades foient tenus avec autant de propreté & de foins : Il y a encore , outre les deux falles deftinées aux malades , des chambres à feu qui leur font contigues , où l'on place en payant des malades dans l'aifance , & qui veulent être féparés de ceux des falles.

Deux Médecins qui fervent chacun pendant une année de fuite & un feul Chirurgien, font attachés à l'Hôtel-Dieu : Six Sœurs hofpitalieres en font le fervice de la maniere fuivante ; deux d'entr'elles , conjointement avec leurs domeftiques infirmiers refpectifs , font employées à chaque falle ; deux le font à la pharmacie , une autre à la cuifine en qualité d'économe de cette partie de l'adminiftration , & une veille au foin de tout le linge néceffaire à l'hôpital : Un Prêtre féculier y remplit les fonctions d'Aumônier ; fon appartement eſt tout proche des ſalles , afin d'être plus à portée d'adminiſtrer aux malades les ſecours ſpirituels dans les cas urgens ; & les Sœurs ſont logées au ſecond étage ſur la face poſtérieure du bâtiment.

La nourriture de l'Hôtel - Dieu eſt très-ſalubre , ſervie avec économie & beaucoup de propreté : Le régime des malades y eſt reglé d'après l'ordonnance des Médecins & Chirurgien de la maiſon ; celui des convaleſcens conſiſte en viandes bouillies , roties , ſoupes de différentes eſpeces , œufs frais , herbages , fruits cuits ; & pour boiſſon , du vin de très-bonne qualité & qui eſt , au moins , toujours de deux années : On y donne aux convaleſcens des portions & des demi-portions déterminées d'après l'avis des Officiers de ſanté employés pour le traitement des malades de l'hôpital.

On ne reçoit à l'Hôtel-Dieu que les malades atteints de maladies graves ,

aiguës ou chroniques , foit qu'elles regardent la Médecine , foit qu'elles con-
cernent la Chirurgie : Les maladies con-
tagieufes (la petite-vérole & la rougeole
exceptées) , celles qui font décidement
incurables , les maladies lentes & de
confomption , les vénériennes , les di-
verfes efpeces de folie , & les femmes
malades fur le point d'accoucher , en
font abfolument exclues.

Les maladies que l'on voit le plus
fréquemment dans cette maifon , font
parmi les aiguës , les fiévres inflamma-
toires , les éruptives , les catharrales ,
les putrides , & la diffenterie ; les fiévres intermittentes du printems & de
l'automne ; les rhumatifmes arthritiques
avec fiévre , les coliques & fur-tout les
affections vermineufes : Parmi les chroniques , les obftructions des vifceres du
bas-ventre , les hydropifies de poitrine ,
les afcites & les leucophlegmaties , les
douleurs rhumatifmales fans fiévre , les

maladies nerveuſes & pluſieurs autres:
Quant aux maladies chirurgicales, on
les reçoit à-peu-prés toutes, hormis cependant celles qui ſont évidemment
incurables. En général comme ce
ſont preſque toujours les ouvriers, **la
partie du peuple la plus indigente**,
& ceux employés aux ouvrages les
plus pénibles, qui viennent à l'Hôtel-
Dieu ; on eſt plus communément dans
le cas d'y traiter les maladies putrides
cauſées par la mauvaiſe nourriture, par
une diſette preſque abſolue, & par un
excès de fatigue ; les maladies de caco-
chymie & ſur-tout celles de bouffiſſure
y ſont auſſi les plus communes. On n'emploit par conſéquent, que trés- rarement
les évacuations ſanguines dans cette maiſon, & on en ſent bien aiſément les
raiſons ſans que je ſois obligé de les dé-
tailler : Les purgatifs, les vermifuges,
les apéritifs, les fondans, les toniques,
les ſtomachiques & un régime ſur-tout
analeptique

analeptique font les fecours qu'on y
met le plus fouvent en ufage avec fuccès ; j'ai même obfervé que la bonne
nourriture & le mieux-être , aidés de
quelques petits remedes guériffoient , dans
beaucoup de circonftances ; plus fréquemment que la Médecine agiffante & la multiplicité des remedes. Il paffe communément à l'Hôtel-Dieu , entre neuf ou dix
mille malades par année , tant pour la
Médecine que pour la Chirurgie , & il
n'en meurt environ qu'une centaine : Sur
10632 malades qui y ont été reçus dans le
courant de l'année 1785 ,on n'a compté
que 70 morts.

La maifon des Incurables eft le troifieme hôpital de Chambery ; la ma-
jeure partie des fonds qui ont contri-
bué à fon établiffement , eft particuliérement due aux bienfaits d'un Procureur
au Sénat ; cet hôpital n'avoit guère que
deux à trois lits de fondation avant
ce don. Comme fon ancien emplace-

H

ment , avant le legs de ce bienfaiteur,
étoit trop petit pour remplir utilement le
but avantageux qu'on fe propofoit , on a
fait l'acquifition du couvent & de l'églife
des Réligieux Mineurs Obfervantins
pour l'y placer , lors de leur réunion
aux grands Cordeliers. Cet hôpital eft
fitué hors de la Ville & à fon levant ;
la maifon eft ifolée & adoffée à un
roc ; fon emplacement eft vafte , bien
aëré & entouré d'un mur qui fert de
clôture à un très-grand jardin dans
lequel les malades ont l'agrément de
fe promener.

Il y a deux grandes falles dans l'hôpital des Incurables , une pour les hommes & l'autre pour les femmes ; elles
contiennent environ cinquante lits , tant
de ceux pour lefquels on paye , que
pour ceux qui font fondés , outre fix loges deftinées aux fous ; ces loges qui
ont été conftruites dans un rez de
chauffée au nord , font trés-humides ,

très-froides , très-mal-faines , & les malheureux qu'on y renferme , ne peuvent pas y vivre long-tems (26).

---

(26) C'eſt fans contredit un très-bel établiſſement que celui ou l'on entrepend de guérir les fous, mais il ne faut pas cependant les regarder comme des rebuts de la nature humaine , ni aggraver leurs maux en les logeant dans des réduits infalubres & qui paroîtroient , tout au plus , faits pour contenir des bêtes féroces. Un des moyens effentiels pour le traitement de ces malheureux , eſt d'habiter des chambres où l'air puiſſe circuler librement & y être renouvellé par des vents ni trop froids, ni humides ; elles ne devroient point être fituées au rez de chauſſée , il faudroit même les boifer avec des madriers bien épais & de bois dur pour fouftraire ceux qui font renfermés, à toute efpece d'humidité ; il ne convient pas non plus , autant qu'on peut de les irriter , par aucune caufe violente , moins encore par de mauvais traitemens , ni par des chaines ; reffources abfolument contraires à l'humanité , & qui jufqu'à préfent ont toujours été infructeeufes. La Médecine ne s'eſt encore occupée jufqu'ici que de la maniere de traiter les fous quant aux moyens phyfiques, elle a négligé dans ce traitement, ceux q' n pourroit tirer de la philofophie , & certainement il y auroit beaucoup de chofes à dire fur ce point. J'ai eu occafion de voir quelques fois les fous détenus

H 2

L'adminiſtration de l'hôpital des Incurables eſt dirigée par un Bureau com-
poſé à-peu-près à l'inſtar de celui de
la Charité, dont on a parlé ci-devant;
le ſervice s'en fait par quatre hoſpita-
lieres, un Aumônier, un Médecin &
un Chirurgien; on y reçoit toutes ſortes de maladies incurables, ſoit qu'elles
appartiennent à la Médecine, ſoit qu'elles regardent la Chirurgie. Cet hôpital
eſt plus riche que celui de l'Hôtel-Dieu;
& je crois que, ſi on les avoit réuni
ſous la même adminiſtration & ſous
le même toit, cette réunion auroit été
beaucoup plus avantageuſe, les malades de l'un & de l'autre hôpital auroient
été mieux traités, le ſervice moins com-
pliqué, les perſonnes employées à ce

chez les PP. Auguſtins de Pontcharraz, & je puis
aſſurer, à la louange de ces Réligieux, qu'ils y ſont
renus fort proprement, aſſez bien nourris & traités
ſur-tout avec beaucoup de douceur & d'humanité.

ſervice en beaucoup plus petit nombre, & ce qui eſt le plus eſſentiel, la dépenſe infiniment moindre : Cet hôpital eſt néanmoins d'un très-grand ſecours pour la Ville & ſes environs, quand ce ne ſeroit que pour y retirer les perſonnes atteintes de folie; maladie encore aſſez commune dans le pays , & pour laquelle il n'y avoit aucun aſile , avant que l'établiſſement de cet hôpital fut formé.

D'après les obſervations que j'ai faites depuis 24 ans que je pratique la Médecine à Chambery , il m'a paru que les habitans ont en général le foie pareſſeux & peu d'activité dans la bile ; qu'en conſéquence toutes les maladies tant aiguës que chroniques tiennent beaucoup de cette diſpoſition & que cette humeur croupiſſant dans ſes couloirs donnent un caractere bilieux à toutes leurs affections. La tranſpiration ſe dérangeant facilement à cauſe de l'in-

H 3

conftance des tems qu'on éprouve affez fréquemment dans notre climat , les maladies aiguës font fouvent catharrales & portent particuliérement fur la poitrine ; la dégénération putride eft déterminée par l'abondance de la nourriture chez prefque tous les individus ; & le fang & les humeurs y dominent d'après la bonne chere & la paréffe nationale. Quoique l'action du foleil foit affez forte à Chambery , & que l'air y foit vif & plutôt fec ; néanmoins le principe aqueux paroit y dominer par la mal-propreté de la Ville , comme je l'ai dit ci-deffus , & conféquemment les émanations impures y deviendroient quelquefois abondantes , fi , grace à notre heureufe pofition, les vents par leur courant continuel ne les chaffoient au loin ; cependant on ne peut pas abfolument dire que nous ayons aucune maladie endémique , mais nous éprouvons affez réguliérement celles qui dépendent de la température du climat & de la conſtitution des différentes ſaiſons, c'eſt-à-dire que ce ſont les cauſes générales qui influent plus ou moins ſur les maux de nos habitans, & qui les déterminent auſſi plus particuliérement ſur des ſujets qui y ſont déjà totalement diſpoſés. On voit, d'après ces conſidérations générales, que le praticien doit ſe tenir ſur ſes gardes, s'il ne veut être embaraſſé dans le traitement de leurs maladies, en cherchant à employer une méthode ſage & dirigée par la prudence.

Les affections vermineuſes ſont fort communes non ſeulement parmi le peuple & les enfans, mais encore chez les gens aiſés & les adultes ; il n'eſt pas rare de voir, même les perſonnes âgées être ſujettes aux vers ; ces infectes forment des complications dans preſque toutes les maladies ; & l'on agit toujours ſagement & avec ſuccès, lorſque

H 4

dans le début d'une maladie quelconque, on commence par donner les vermifuges. J'ai eu plusieurs fois occasion d'observer des symptômes singuliérement bizarres, causés par les vers; & pour lesquels, dans tout autre pays, on n'auroit pas même songé à combattre ces symptômes par des vermifuges qui produisoient dans ces cas les plus heureux effets : J'ai toujours imaginé que le lait & le fromage dont font grand usage nos citoyens, étoit la principale cause de cette quantité de vers chez la plupart d'entr'eux ; sur-tout si à cette cause, on ajoute encore l'habitude de manger beaucoup & la nature particuliere du jardinage qui faisant la plus grande partie de leur nourriture, se cultive dans les fossés de la Ville & dans ses environs dont le terrein humide & très - gras n'est fertilisé par d'autres engrais que par celui qui provient des immondices &

des ordures ramaſſées dans la Ville ;
ce jardinage reçoit peut-être dans ſa
végétation les germes de ces inſectes,
diſſeminés parmi ces engrais , & les
tranſmet dans nos corps où ils ren-
contrent , ſans doute , tout ce qui
peut favoriſer leur développement &
contribuer à leur accroiſſement.

Les maladies courantes aiguës ſont
des fiévres continues , putrides & preſque
toujours , comme je l'ai dit ci-devant ,
compliquées avec des vers ; on obſerve
cependant qu'elles ne ſont meurtrieres
que dans le peuple mal nourri & pour
l'ordinaire miſérable , chez qui elles deviennent malignes, même mortelles par ſa
négligence à demander du ſecours , &
par des méthodes pernicieuſes dans la
maniere de ſe traiter. On voit des fiévres intermittentes au printems & en
automne particuliérement dans les endroits ſitués près des marais , & le long
des bords des rivieres d'Arc & d'Izere ;

il eſt même très-rare qu'elles ne regnent
pas dans ces cantons au printems de
chaque année , ſur-tout à meſure que
la chaleur du ſoleil ſe fait ſentir avec
plus de force , & que les fruits de mauvaiſe qualité deviennent la nourriture commune du peuple : On emporte le plus
ſouvent les unes & les autres , par les
évacuans réitérés & ſans avoir beſoin
de recourir au quinquina , à moins que
les malades ne ſe trouvent dans un état
d'atonie & d'épuiſement , comme cela
arrive dans les hôpitaux , chez les mi-
ſérables & les payſans ; ou bien lorſque le
malade voulant d'abord ſe débaraſſer
de ſa fiévre , preſſe le Médecin , ſouvent
trop complaiſant , de recourir au ſpécifique. On voit encore regner de fauſſes
pleureſies , des fiévres catharrales in-
flammatoires , ſur-tout chez les ouvriers
& les gens de fatigue ; mais les affections rhumatiſmales ſont généralement
fort communes parmi les habitans ſoit

de la Ville, foit de la campagne ; les eaux thermales fulfureufes d'Aix, éloignées feulement de deux lieues de Chambery, préfentent heureufement un fecours, qu'on emploit avec beaucoup de fuccès dans le traitement de cette maladie : Ces eaux dont la réputation eft auffi ancienne que juftement méritée, font fort falutaires, très-éfficaces dans plufieurs maladies, & deviennent depuis le commencement de Juin jufqu'à la fin de Septembre, le rendez-vous d'une foule de malades de toutes les nations. L'habitude devenue affez fréquente depuis quelque tems, & confeillée par les Médecins de porter fur la peau des gilets de flanelle d'Angleterre, eft un moyen excellent contre ces affections rhumatifmales, & très-propre en même tems pour empêcher les dérangemens aifés & fort communs de l'infenfible tranfpiration, caufés par les variations promptes & fubites de la température & des faifons.

Il faut cependant obferver que les fiévres putrides feroient encore beaucoup moins fréquentes, fi, comme je l'ai dit ci-devant, on étoit plus foigneux d'entretenir la propreté dans Chambery ; de toutes les Villes peut être celle qui eft la plus fufceptible de la meilleure police à cet égard. Ce genre de maladies a pris, en partie par cette caufe, la place des fiévres pourprées, qui étoient, il y a environ 20 ans, fort communes dans la Ville, foit par la méthode échauffante qu'employoient alors les Médecins dans leur traitement, foit auffi par la maniere de vivre bien différente aujourd'hui, en ce qu'on boit généralement beaucoup moins de vin dans toutes les différentes claffes des habitans.

La coqueluche eft une maladie que j'ai peu vu régner à Chambery ; elle n'y eft pas non plus meurtriere, & les parens en conféquence font rarement appeller les Médecins pour la traiter ; j'en ai feulement obfervé deux épidémies, depuis que je pratique la Médecine , & il n'y eut que quelques enfans naturel- lement délicats , foibles ou mal foignés, qui en furent les victimes.

La dyffenterie eft encore une mala- die que l'on ne voit pas fréquemment dans la Ville , ni dans les campagnes , à moins qu'il n'y ait eu précédemment des années de difette en bled & en vin , ou que la récolte ne fe faffe pendant des tems de pluie de longue durée , ou bien qu'elle n'ait pas atteint fa maturité fur-tout quant au raifin ; alors cette maladie regne épidémique- ment , autant à caufe de la mauvaife qualité de ces denrées de premiere né- ceffité , que parce que leur difette force le peuple & les payfans de recourir aux fruits du printems & de l'été avant qu'il foient mûrs. L'hypecacuanna donné dans le commencement, & les ftomachiques

amers alliés avec de légers cordiaux ,
font les moyens qui conviennent dans
ce cas , & que j'ai obfervé avoir réuffi
avec le plus grand fuccès.

Les maladies chroniques le plus communément obfervées parmi les habitans ,
font les affections de poitrine ; on voit
fur-tout beaucoup d'afthmes , de phty-
fies pulmonaires , des hydropifies de
poitrine & de bas-ventre : Je ne crois
pas devoir affigner d'autres caufes de
ces deux dernieres , que le trop grand
ufage du caffé à l'eau & principalement
celui des liqueurs fpiritueufes ; l'habitude
générale qu'ont contracté les habitans de
le prendre fur-tout après le diner , leur
a fait auffi contracter celle de prendre
des liqueurs pardeffus la taffe de cette
boiffon auffi perfide que flatteufe ;
comme fi l'une ou l'autre des deux
n'étoit pas déjà affez fuffifante pour
détruire fécretement & lentement les
refforts de la vie. L'obftruction & l'en-

gorgement des visceres, leur racornisse-
ment & leur état squirreux font, à
n'en pas douter le produit de cet usage
trop fréquent & des hydropisies qui s'en-
suivent. Quant à la phtysie pulmonaire,
il est certain que cette maladie est bien
plus fréquente aujourd'hui qu'elle ne
l'étoit autrefois ; il est certain aussi que
j'en ai vu singuliérement augmenter le
nombre depuis les premieres années où
j'ai commencé à exercer la Médecine ;
il m'a paru avoir découvert qu'une des
causes les plus communes de cette multitude de poitrinaires est l'excessive quantité de nourriture & la variété des mets
dont usent habituellement les habitans,
par un luxe dans la table & une profu-
sion qui n'existoient pas autrefois : Aux
causes générales allégués ci-dessus de ce
plus grand nombre de phtysiques, je crois
peut-être encore devoir ajouter l'excès dans
les plaisirs de l'amour comme cause particuliere de cette maladie ; la poitrine est

de toutes les parties du corps humain celle qui est la plus susceptible des atteintes que produisent les excès de cette nature, & sur laquelle ils portent particuliérement : On doit cependant bien moins, que dans toute autre Ville, regarder l'usage de porter des corps de baleine chez les jeunes personnes du sexe, comme propre à produire cette maladie ; cette pratique pernicieuse ne subsiste guère plus que dans les familles du premier rang, chez qui le préjugé de former une belle taille & d'avoir un maintien soutenu, fait encore penser que ces agrémens ne peuvent exister qu'en resserrant, contre le vœu de la nature, les parties les plus essentielles à la vie & à la propagation de l'espece : Les Médecins sont déjà heureusement parvenus à reformer cet abus dans notre Ville, en faisant sentir le danger de ces sortes de corps, & prouvant par plusieurs exemples qu'une fille peut être bien proportionnée dans sa taille,

sans

fans l'affujetir à cette efpece de prifon.
On doit encore remarquer que le nombre des phtyfiques que nous avons vu
augmenter depuis ces années dernieres,
eft encore du à une caufe générale, qui
a pu & du aufli néceffairement produire
le même effet ailleurs ; je veux dire, les
rhumes épidémiques qui ont régné ces
années paffées, dans prefque toute l'Europe, fous différentes dénominations (27).
L'indifférence à les foigner, ou l'abus
de certains remedes chez plufieurs de
ceux qui en ont été attaqués, & particuliérement chez les individus qui

---

(27) Les noms de *Grippe* que les François don-
nerent au rhume épidémique qui régna, il y a
quelques années dans plufieurs différens pays ; *de
Colette* ou *Coquette* que le caractere gai & enjoué
de cette même nation inventa encore pour défigner
celui qui en 1780 attaqua fucceffivement tous les
climats ; & le mot *d'influenza* donné par les Anglois
à cette toux catharrale épidémique, qui en 1782
prit d'abord naiffance dans le nord, & parcourut
infenfiblement toutes les parties de notre continent.

I

avoient naturellement la poitrine foible & délicate, a été la cause déterminante de cette cruelle maladie : Rien en effet ne dispose plus aux engorgemens des glandes du poumon, que les rhumes négligés ou qui se renouvellent souvent sur des poitrines héréditairement foibles, ou altérées par divers excès.

Les observations que j'ai faites sur les maladies regnantes dans la Ville, m'ont prouvé qu'il y a certains quartiers, dans lesquels les maladies de bouffis-sure & les hydropisies sont plus communes que dans d'autres, tel est, par exem-ple, le fauxbourg de Maché ; les maisons en sont basses, humides, mal propres, exposées à un air mou, sans aucun ressort & chargé de parties aqueuses : La popula-tion y est plus nombreuse à propor-tion que dans le reste de la Ville ; les habitans y sont paresseux, pauvres & conséquemment mal nourris ; & c'est aussi de toute la Ville, le quartier qui fournit le plus de malades à l'Hôtel-Dieu.

Les affections nerveuses ne font pas fréquentes à Chambery , cependant on en voit aujourd'hui un plus grand nombre qu'autrefois ; elles ont même gagné jufqu'aux femmes de la campagne des environs de la Ville.

La matrice , ce vifcere particulier chez les femmes, peut être confiderée comme le fiége d'un grand nombre de maladies , *uterus fexcentarum ærumnarum caufa in mulieribus* , écrivoit Démocrite à Hyppocrate. Dès que les humeurs utérines font altérées par leur féjour ou par leur reflux , elles fourniffent les caufes de tous les différens fymptômes que l'on a coutume de voir dans cette maladie à laquelle on a auffi donné le nom de *vapeurs* ; & s'il arrive que dans l'un ou l'autre fexe le genre nerveux foit affoibli par des excès phyfiques ou moraux , il devient encore plus fufceptible alors des irritations que produifent les levains & les aiguillons

I 2

formés dans l'eftomac, le foie & les autres
vifceres du bas-ventre. Il n'eft donc pas
étonnant que les femmes qui menent
une vie molle & fédentaire, & chez
qui les paffions ont un degré d'intenfité bien plus grand que chez les hommes, ne foient auffi plus fujettes aux
maladies nerveufes. Chacun aura encore
pu remarquer que les habitans font auffi
fréquemment attaqués d'apoplexie & de
paralyfie ; maladies l'une & l'autre ter-
ribles, éffrayantes, qui nous furpren-
nent au moment où nous paroiffons
jouir de la meilleure fanté, qui nous
terraffent fouvent au milieu de nos plai-
firs, ou qui laiffent l'individu affailli,
dans une telle dégradation de corps &
d'efprit, qu'elle infpire un fentiment
tout à la fois, de douleur & de pitié.
Oferois-je en accufer l'ufage général &
très-fréquent du tabac comme une des
caufes qui y participe certainement pour
beaucoup ; cette plante qui eft une ef-

pece de juſquiame, priſe intérieurement, cauſe, comme elle, les ſymptômes les plus éffrayans ; en irritant continuellement les nerfs de l'odorat, elle produit un ébranlement continuel au cerveau & en dérange toutes les fonctions ; cependant chacun en a contracté l'habitude aujourd'hui ; vieux, jeunes, hommes, femmes, il n'y a pas même juſques aux jeunes perſonnes du ſexe qui n'en uſent ; & les Médecins ont bien obſervé que, depuis que l'uſage du tabac eſt devenu ſi commun, les maladies ſoporeuſes étoient auſſi devenues plus fréquentes qu'avant la découverte de cette plante en Europe.

Le ſcorbut confirmé eſt très-rare parmi nos habitans ; je n'ai vu qu'un ſeul malade à Chambery, atteint & mort de cette maladie, depuis que j'y exerce la Médecine : On rencontre cependant de tems en tems, quelques affections tendantes ou participantes au vice scorbutique , mais qui sont très-légeres ; la bonté de l'air , des eaux , des alimens & sur-tout la qualité excellente de nos végétaux , nous préservent sans doute de cette maladie.

Quoique les Provinces de Maurienne & de Tarentaise soient les seules, dans la Savoye, où le goître est une maladie endémique, il est extraordinairement rare d'en rencontrer parmi les habitans de Chambery ; j'en ai vu survenir quelquefois , de très-petits aux femmes après une ou deux couches , & qui disparoissoient souvent sans aucun remede , ou qui ne prenoient nul accroissement par la suite. L'air froid & humide de ces Provinces & les eaux lourdes , pesantes , dont s'abbreuvent leurs habitans presque tous sujets au goître , & qui proviennent , pendant presque tout le cours de l'année , de la fonte des neiges , paroissent être les causes de cette maladie qui est enfin devenue héréditaire dans

le pays. Il n'en est pas de même à
Chambery, où comme je l'ai dit ci-
dessus, les eaux sont excellentes, légeres & de la plus grande limpidité.
Quant aux écrouelles, on en rencontre
bien quelques-unes dans la Ville chez
le bas-peuple, qui est mal nourri &
habite des lieux mal-sains; mais on ne
peut pas dire que cette maladie soit
commune parmi nos citoyens; elle est
encore plus rare dans nos campagnes,
& la bonté de notre climat ne paroit
pas propre à favoriser leur naissance &
leur développement : Peut-être devons-
nous aussi la rareté de cette maladie
à la vigoureuse santé de nos femmes
de la campagne qui servent communément
de nourrices aux enfans de la Ville où l'on
n'en choisit jamais aucune pour cet objet ; peut-être aussi le devons-nous à ce
que les maladies vénériennes y sont
moins communes à proportion que
partout ailleurs, ou de ce qu'elles y

existent à un degré d'intensité beaucoup moindre.

Les remedes les plus nécessaires aux
habitans & qu'on emploit avec le plus
de succès, sont les vomitifs & les purgatifs, sur-tout dans les commencemens
de leurs maladies aiguës : Les vessicatoi-
res, vû la facilité qu'a l'insensible transpiration à se déranger, leur sont aussi très-
avantageux : Le petit lait, les apéritifs, &
les eaux minérales dont la Savoye abonde,
rélalativement à la paresse & aux engorgemens des visceres destinés à la chylification, leur sont très-salutaires. La sai-
gnée est un moyen qui, d'après ce
qu'on a dit sur le tempérament & la
maniere de vivre des habitans, paroîtroit d'abord être le remede qui doit le
mieux convenir à leurs maux ; cependant qu'on ne se fasse pas illusion sur
cet objet ? L'abondante nourriture jointe
à une vie peu exercée, ne produit pas
en général, chez les adultes, l'abondance

du fang, c'eft-à-dire de la partie rouge, mais elle tend à la formation des humeurs, & ce n'eft que la pléthore fanguine qui exige les faignées : J'ajouterai même qu'en général j'ai obfervé que ce fecours leur étoit plutôt nuifible que falutaire ; la raifon en eft toute fimple : Si dans les conftitutions humorales vous tirez du fang, vous ôtez les forces, vous attaquez directement le principe de la vie, & fans ces deux agens nulle maladie ne peut fe guérir. Je n'entends pas cependant par-là, exclure la faignée du nombre des remedes qu'on doit mettre en ufage dans les maladies des habitans, *eft modus in rebus* : Il y a fans doute encore plufieurs cas où elle fera utile, même néceffaire, mais ce n'eft pas le lieu de les indiquer ici parce que je n'écris pas un traité de Médecine pratique ; je dois cependant faire obferver que ce remede dont les Médecins ont jufqu'ici malheureufement trop

abufé, & qui étoit devenu entre leurs
mains une arme meurtriere, a beaucoup
perdu de fon crédit, même en France,
où il étoit finguliérement prodigué.

L'ufage des bains dont on tire de fi
grand fecours, n'étoit pas trop commun parmi nos habitans (28); il l'eft
devenu aujourd'hui un peu plus qu'autrefois : Perfonne cependant n'ignore de
quelle utilité font les bains, dans la belle
faifon, dans certaines maladies, fur-

---

(28) Il eft vrai que nous n'avons encore ni bai-
gneurs, ni bains publics; il ne nous manque cependant rien pour former un établiffement propre à
ceux de fanté, d'agrément & de propreté : On trou-
veroit même plufieurs emplacemens en Ville & hors
de la Ville, qui feroient très-commodes pour cet
objet, mais perfonne n'a eu le courage jufqu'à préfent de tenter cette entreprife, qui, au moyen de
quelques avances, pourroit devenir avantageufe à
celui qui l'exécuteroit ; d'autant plus qu'on ne peut
guère prendre les bains à la riviere, foit à caufe
de l'éloignement, foit fur-tout parce que nos eaux
courantes font fi baffes en été, qu'à peine y trouve-
t-on de quoi fe mouiller les pieds.

tout pour les maux de nerfs provenans d'atonie & de délicatesse dans tout le système nerveux, contre certaines douleurs de rhumatisme, & particuliérement pour rétablir l'insensible transpiration interrompue ou diminuée d'après un vice de l'organe cutané.

L'électricité a été très-peu mise en pratique pour la guérison ou le soulagement de nos maladies ; ce moyen de ranimer, de regler, de fournir même, le fluide si essentiel à la vie & qui est le principal agent du mouvement & du sentiment, a été absolument négligé ; cependant les expériences tentées par des hommes célebres & les cures de plusieurs maux consignées dans divers ouvrages & sur-tout dans les Mémoires de la Société Royale de Médecine de Paris, font une preuve non équivoque que l'on doit trouver dans l'électrisation un remede éfficace ; je pourrois citer, en sa faveur, l'observation d'une cécité causée par la rétroceſſion d'un éréſipele qui avoit été mal-traité ; pour laquelle cécité j'électriſai le malade en lui tirant les étincelles de l'organe affecté , & que j'eus la ſatisfaction de guérir en déplaçant l'humeur éréſipelateuſe qui s'étoit fixée ſur les yeux.

Le magnétiſme animal, ſagement proſcrit par le Gouvernement , chimere qui a produit tant de rumeur dans toute l'Europe, & à qui on a fait bien plus d'honneur qu'elle ne méritoit , par la multitude d'écrits qui en eſt réſultée , n'a pas trouvé beaucoup de partiſans à Chambery : En effet cette pratique ridicule dont tout l'art ne conſiſte qu'à ſavoir faire des grimaces , n'a jamais guéri perſonne , mais au contraire eſt devenue nuiſible aux malades , en les bernant & leur faiſant perdre un tems précieux qu'ils auroient pu employer à l'uſage de remedes eſſentiels & vraiment ſalutaires. Ne pourroit-on pas avancer , avec quelque espece de raison, que ceux qui se sont engoués du magnétisme animal, prouveroient, par cet enthousiasme, une force d'imagination & une foiblesse de raison?

Ils y a plusieurs sources d'eaux minérales chaudes & froides dans la Savoye; les eaux thermales sulfureuses d'Aix à deux lieues de Chambery, dont j'ai fait l'analyse en 1773, dédiée au Roi régnant, tiennent sans contredit le premier rang, autant par leur ancienneté, que par les cures merveilleuses qu'elles opérent chaque jour: Les eaux ferrugineuses & gazeuses froides d'Amphion dans le Chablais, sont aussi très-anciennes & très-célebres par le bien sur-tout qu'elles ont procuré & procurent encore chaque année aux Princes de la Royale Maison de Savoye: Elles sont situées sur les bords du lac de Geneve dans la position la plus riante; une foule d'étrangers de toutes les nations y vient chaque année jouir de la beauté du cli-

mat & de leur falubrité par le recouvre-
ment de la fanté. Outre ces deux
fources nous avons encore celles
de Châteauneuf & celles de Coyfe dans
la Province de Savoye ; la fource de
Planchamp dans celle de Genevois,
& les eaux d'Echaillon dans la Province de Maurienne. On trouve encore
dans la Tarentaife des fontaines falées
dont l'exploitation fe fait au compte du
Roi ; on y a conftruit des Salines, &
leur produit mêlé avec le fel que nous
tirons de Peccais en Languedoc pour
notre ufage , forme l'approvifionnement
de celui que confomme le Duché de
Savoye. On rencontre auffi dans le Duché d'Aofte les fameufes eaux de Cor-
mayeur , dont l'analyfe a été faite par
M. Gioanetti, Docteur en Médecine de
Turin , & qui operent les plus heureux
effets dans les délabremens de l'eftomac
& l'empâtement des vifceres du bas-
ventre.

Outre les différentes sources d'eaux minérales que l'on rencontre dans la Savoye, nos montagnes presque toutes de nature calcaire sont encore très-riches en toutes sortes de minéraux ; il y a même peu de pays où les mines sur-tout métalliques soient aussi multipliées ; & je suis pleinement persuadé que si on faisoit de plus amples recherches, on en decouvriroit dans la plupart de nos montagnes ; il n'est pas venu à ma connoissance qu'il y eût des mines d'or, cependant on a tout lieu de présumer leur existence, puisque nous avons le torrent *Seran*, (que l'on prononce *Cheram*) qui, avec son sable, charrie des paillettes & des grains de ce métal que l'on obtient par le simple lavage. Plusieurs des mines connues & actuellement en exploitation sont assez riches ; on en tire de l'argent, du cuivre & du plomb ; celles de Pezay dans la Tarentaise, de Bonvillars dans la Province de

Savoye, de Servoz dans le Faucigny, fourniſſent de l'argent & du plomb; celles des Heurtieres en Maurienne ſont des mines de cuivre; on trouve auſſi dans cette Province beaucoup de mines de fer, l'un & l'autre de ces métaux y ſont d'une excellente qualité: On ne peut pas même douter que nous ne poſſedions auſſi des mines de charbon de pierre, puiſqu'on en a trouvé des échantillons très-près de Chambery; une pareille découverte ſeroit un objet des plus intéreſſans pour le pays; les défrichemens, les dégradations des forêts, & le nombre des fabriques à feu ont déjà doublé le prix du bois, & ne tarderont pas à en doubler & tripler même la rareté: Toutes les différentes mines auxquelles on travaille aujourd'hui dans la Savoye, ſont exploitées par des compagnies d'Actionnaires, avec l'agrément & ſous la protection du Roi.

L'hiver de 1785 fut, dans notre climat

mat , très-précoce ; le froid fut d'abord exceffif dans le mois de Décembre de 1784 ; enfuite le tems devint afiez doux pendant prefque tout le mois de Janvier , puis le froid reprit encore avec beaucoup d'intenfité , & dura tout le mois de Février , & une partie de celui de Mars : Il eft tombé durant le cours de Décembre 1784 , Janvier , Février & Mars 1785 , une très-grande quantité de neige. Le 25 , le 26 jour de la pleine lune , & le 27 de Décembre 1784 , ont été les trois jours où nous ayons éprouvé le plus grand froid ; le 26 fur-tout , le thermomètre de Réaumur , au mercure , defcendit à douze degrés & demi audeffous de celui de la congélation: En général l'hiver de 1785 , a été chez nous , comme dans tout le refte de l'Europe , fec , très-froid & très-long ; cependant nous n'avons pas eu beaucoup de malades pendant tout ce tems-là : On vit quelques fluxions

K

catharrales qui attaquoient particuliérement la tête , & des douleurs de rhu-
matifme qui fe renouvelloient fur-tout
chez ceux qui y avoient été fujets.

La température du printems de 1785,
fut fort inconftante ; elle conferva d'abord
le caractere de froid , que lui avoit imprimé la conftitution de l'hiver ; puis
tout-à-coup elle devint très-chaude , &
fur-tout beaucoup plus dans le mois de
Mai que nous ne l'éprouvons ordinairement. Les maladies dominantes furent
les fiévres intermittentes & quelques fiévres rouges : Il parut auffi vers les derniers jours de ce mois , des douleurs
de tête , vives , fort opiniâtres & fans
fiévre : Ces douleurs qui tenoient du caractere rhumatifmal , furent empor-
tées avec le plus grand fuccès par l'appli-
cation des vefficatoires.

L'été de 1785 en général ne fut pas
bien chaud , & fa température quoique
fort inconftante , fut plutôt feche &

froide, que chaude & humide, à raison des vents du nord qui regnerent
presque toujours ; nous éprouvâmes cependant des degrés de chaleur assez forts
pendant le courant des mois de Juin
& de Juillet, mais cette chaleur ne se
soutint pas & ne se fit sentir que
par intervalle : Le mois d'Août ne fut
point chaud comme il l'est ordinairement dans notre climat ; aussi la maturité des raisins se trouvoit-elle très-
peu avancée sur la fin de ce mois. Il
y eut en général peu de malades pendant cette saison : Nous observâmes
vers la fin du mois d'Août, quelques
fievres bilieuses, qui d'abord étoient
continues, mais qui, après les premieres évacuations, se rangeoient ensuite
dans la classe des fiévres tierces.

L'automne de la même année fut
très-belle & très-chaude ; la température sur-tout du mois de Septembre
contribua particuliérement à la matu-

rité de la vendange , & à la rendre plus abondante ; les fiévres intermittentes continuerent d'être les maladies dominantes pendant cette saison ; plusieurs personnes furent atteintes , dans le courant de Septembre & d'Octobre , de devoiemens bilieux , sans perte de force, ni d'appétit & presque sans tranchées , à la guérison desquels il ne fut pas même nécessaire de recourir à aucun secours.

Nous observâmes le 26 & le 27 du mois de Mai de l'année 1785 , une *Parélie* sur les 10 heures du matin , qui, pendant ces deux jours, fut suivie de pluie , dès qu'elle eut cessé de paroître ; & dans la nuit du 11 au 12 de Septembre même année , on a ressenti deux légeres secousses de tremblement de terre.

Le plus haut point où soit allé en 1785 le thermomètre , au mercure, sur lequel je fais mes observations , &

gradué fuivant M. de Réaumur, a été 25 degrés audeffus de celui de la congélation, & le plus bas a été 7 degrés & demi audeffous. La plus grande élévation du mercure dans le baromêtre, pendant la même année, eft allée à 27 pouces & 7 lignes; & fon plus grand abaiffement à 26 pouces & 6 lignes.

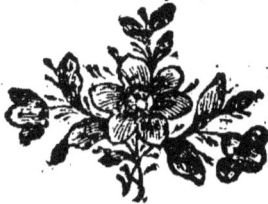

ETAT

Des Mariages , Naiſſances & Morts
dans les trois Paroiſſes de la Ville
de Chambery , pendant un cours
de ſept années.

Paroiſſe de St. Leger.

Années.	Mariages.	Naiſſances.	Morts.
1779.	85.	380.	209.
1780.	77.	347.	207.
1781.	85.	346.	208.
1782.	69.	354.	199.
1783.	91.	360.	280.
1784.	89.	390.	244.
1785.	82.	384.	208.
Total.	578.	2461.	1555.

Paroisse de Maché la plus pauvre.

Années.	Mariages.	Naissances.	Morts.
1779.	20.	97.	29.
1780.	20.	84.	28.
1781.	17.	80.	27.
1782.	25.	94.	32.
1783.	19.	70.	46.
1784.	21.	92.	26.
1785.	19.	89.	37.
Total.	141.	606.	225.

Paroisse de St. Pierre de Lémens aussi pauvre.

Années.	Mariages.	Naissances.	Morts.
1779.	14.	61.	31.
1780.	13.	56.	36.
1781.	16.	51.	44.
1782.	16.	56.	31.
1783.	14.	58.	51.
1784.	12.	53.	54.
1785.	19.	62.	37.
Total.	104.	397.	284.

QUOIQUE l'étendue de ces Tables comprenne que l'espace déterminé de la Ville & le nombre de ses habitans, sans contredit très-différens entr'eux par les mœurs, le genre de vie & l'habitation; on ne doit point les envisager comme la marche de la nature, mais plutôt comme l'effet de désordres produits par des circonstances particulieres physiques ou morales & qui étant presque tous du ressort du Gouvernement sembleroient mériter toute son attention. Les Tables précédentes ne sont que le résultat d'un cours de sept ans; je me propose d'en donner un jour de plus étendues; alors étant plus perfectionnées, elles deviendroient la base de l'arithmétique politique du Duché de Savoye.

Vû. J. P. CHEVALIER, Censeur Royal. Chambery, ce 6 Juin 1787.

Vû. Est permis d'imprimer.
GIRAUD, pour la Grande Chancelerie.

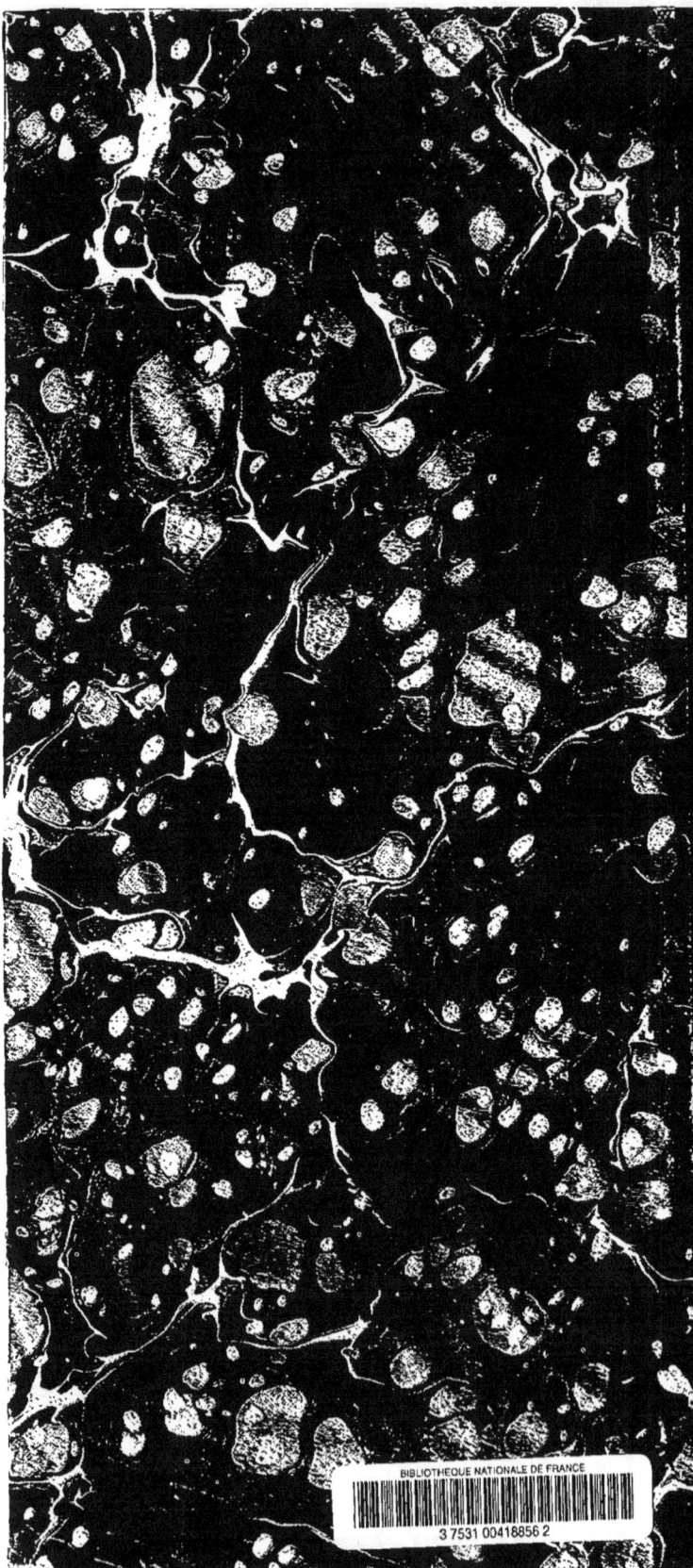

BIBLIOTHEQUE NATIONALE DE FRANCE

3 7531 00418856 2

www.ingramcontent.com/pod-product-compliance
Lightning Source LLC
Chambersburg PA
CBHW050105210326
41519CB00015BA/3832